Alpha Redéfini

Charisme, Confiance, et le Pouvoir de l'Authenticité et de la Vulnérabilité - Découvrez le Pouvoir Charismatique de la Vraie Masculinité

Alex Locklear

Table des matières:

Introduction : Le Pouvoir de la Présence

Dans notre monde trépidant, obsédé par l'image, essayer d'être charismatique est devenu un labyrinthe de faux sourires et de poses apprises. De nombreux messages nous disent qu'être plus grand, plus audacieux et plus extraverti est la clé du succès et de la popularité auprès des autres. Et si, pourtant, la clé du véritable charisme se trouvait ailleurs ?

Et si la véritable connexion et l'impact durable ne consistaient pas à impressionner les gens avec un acte, mais à construire une forte présence intérieure ?

Ce livre propose une nouvelle perspective sur la façon habituelle de penser le charisme. Nous allons jeter aux oubliettes la stratégie du "faire semblant jusqu'à ce que ça devienne vrai" et l'idée qu'il faut être quelqu'un que l'on n'est pas. Ce livre, "Charisma Redefined", vous emmène dans un voyage de découverte de soi, de sincérité et de compréhension profonde de la façon dont être pleinement présent peut faire une grande différence.

Le Mythe de la Persona Parfaite Lorsque vous entendez le mot "charismatique", pensez à quelques personnes qui vous viennent à l'esprit. Ils peuvent être excellents en public, naturellement doués pour le leadership, ou l'âme de la fête. Mais si nous creusons plus profondément, nous pourrions voir qu'une partie de ce que nous appelons le charisme n'est en réalité qu'une façade soigneusement construite. Ils peuvent sembler confiants, mais au fond d'eux-mêmes, ils peuvent être aux prises avec le doute.

Il y a souvent un écart entre qui ils sont en public et qui ils sont en privé. Cette approche du charisme basée sur la performance peut fonctionner pendant un court moment, mais elle dure rarement et ne conduit pas à des relations vraiment satisfaisantes.

Quand quelqu'un a un vrai charisme, le genre qui répand de bonnes ondes et dure, il vient de l'intérieur. Il vient de la connaissance de soi, de l'honnêteté et du désir de se connecter avec les autres sur le plan humain. Une présence naturelle se manifeste lorsque nous travaillons à développer ces traits importants. Les gens ne réagissent pas à un masque que nous portons ; ils réagissent au véritable esprit que nous dégageons.

La Présence, Clé de Voûte du Charisme Que signifie réellement "présence" ? Cette qualité mystérieuse qui vous attire même quand ils ne parlent pas est ce qui rend quelqu'un intéressant. Quand vous êtes vraiment présent, vous vous sentez centré, conscient et concentré sur le moment présent et les personnes qui s'y trouvent. C'est la différence entre écouter une conversation et en faire partie.

Être présent, c'est comme planter des graines qui vont germer en charisme. C'est là que nous :

- Prenons de la place : Nous sommes sûrs de nous et projetons une énergie calme mais puissante.
- Dans notre entreprise, les gens se sentent vus et entendus, ce qui crée de la confiance et un sentiment de proximité.
- Encourageons la confiance : Quand nous croyons en nous-mêmes, en nos principes et en notre message, les autres feront facilement de même.

Les Bienfaits d'Embrasser Votre Vrai Soi Obtenir un véritable charisme ne signifie pas devenir la personne la plus importante dans la pièce ou changer soudainement qui vous êtes. Il s'agit de trouver et d'aimer les choses qui VOUS font briller. Considérez cela comme un retrait des couches de doute et de comportements appris qui pourraient cacher votre véritable intelligence.

Des choses vraiment cool commencent à se produire lorsque vous retirez ces couches :

Meilleure communication : Lorsque vous parlez avec le cœur au lieu d'un script, votre message est plus fort. Les gens sont plus susceptibles de s'ouvrir et de former des liens profonds avec vous s'ils peuvent dire que vous êtes honnête. Diminution du stress et de l'anxiété : porter un masque demande beaucoup d'énergie. Être votre vrai soi, avec ses défauts et tout, est une chose très libératrice. Inspirer ceux qui vous entourent : Quand les gens voient à quel point vous acceptez courageusement vos faiblesses, ils ont l'impression qu'ils peuvent faire de même.

Une Feuille de Route Pour Votre Voyage Ce livre, "Charisma Redefined", vous montrera comment développer votre présence intérieure et trouver votre moi le plus authentique et le plus charmant. Nous parlerons de la façon de se débarrasser des idées limitantes, de prendre le contrôle de vos pensées et d'apprendre à parler aux gens d'une manière qui mène à une véritable connexion. Nous apprendrons à utiliser la vulnérabilité pour construire la confiance et le respect, ce qui est très important.

Ce livre ne promet pas de changement rapide. Il faut toute une vie pour développer un charisme qui vient d'être vrai. Mais si vous êtes engagé et prêt à partir en voyage, vous découvrirez que votre pouvoir de présence est une source de force, d'impact et de bonheur réel qui ne cesse de croître.

Chapitre 1 : Se connaître soi-même (Conscience de soi, découverte de vos valeurs)

Le vieux proverbe grec "Connais-toi toi-même" est utilisé depuis des siècles par les philosophes et ceux qui cherchent à s'améliorer. Cela peut sembler un concept simple, mais c'est la pierre angulaire du charme authentique. La conscience de soi est essentielle pour construire une vie et une image qui correspondent à votre essence. Sans elle, toute tentative de charme risque de paraître superficielle et déplacée.

Le Mensonge de l'"Improvisation" Nous avons tous essayé, à un moment de notre vie, d'imiter le charme de personnes que nous admirons, en espérant capturer une partie de leur magie. Nous observons leurs manières, apprenons leurs répliques et achetons peut-être même une veste similaire. Mais nous finissons par créer un monstre de Frankenstein, un assemblage de traits volés et de fragments de personnalité mal assortis. Pourquoi ? Parce que nous avons sauté l'étape cruciale : nous comprendre nous-mêmes.

Le charisme authentique vient de l'intérieur. Imaginez-le comme une lumière. Essayer de projeter la lumière de quelqu'un d'autre sur vous-même crée une image déformée et fausse. Au lieu de cela, le chemin vers votre moi le plus attrayant commence par allumer cette lumière intérieure. Lorsque vous connaissez vos valeurs, vos passions et vos talents uniques, vous dégagez un magnétisme authentique qui attire les gens vers vous sans effort.

Les Deux Piliers de la Connaissance de Soi Ce chapitre se concentrera sur les deux aspects fondamentaux de la conscience de soi : La Conscience de Soi Intérieure : Il s'agit de bien comprendre vos émotions, vos pensées, vos croyances et vos motivations profondes. La Conscience de Soi Extérieure :

Cela implique de comprendre comment les autres vous perçoivent. Il s'agit de reconnaître vos déclencheurs, vos réactions et les schémas qui sous-tendent votre comportement. Vos actions et vos objectifs sont-ils alignés sur l'impact que vous avez sur les autres ? Y a-t-il des divergences entre votre perception de vous-même et la façon dont les autres vous voient ?

Mettre de l'Ordre dans Votre Monde Intérieur Nous utiliserons divers outils et techniques pour éclairer ces recoins cachés de votre paysage mental :

La Réflexion Consciente : Apprendre à observer vos émotions et vos pensées sans jugement. Il s'agit d'identifier les tendances, comme les moments où vous vous sentez confiant. Dans quelles situations vous sentez-vous vulnérable ou sur la défensive ?

La Tenue d'un Journal : Créer un espace pour vous exprimer sans filtre. Posez-vous des questions profondes telles que :

"Qu'est-ce qui vous rend heureux ?

Qu'est-ce qui vous effraie le plus ?

Quels événements de votre vie ont façonné la personne que vous êtes aujourd'hui ?

" Identifier les Croyances Limitantes : Nous avons tous des idées ancrées en nous, acquises au fil de notre vie. Certaines pensées négatives, telles que "Je ne suis pas assez bon", "Je ne suis pas créatif" ou "Les gens ne m'aiment pas", peuvent entraver nos actions. Nous apprendrons à repérer ces obstacles et à les remplacer par des mantras positifs. Les Commentaires de Personnes de Confiance : L'introspection est précieuse, mais les retours de personnes que nous connaissons nous offrent une image plus complète de la façon dont nous sommes perçus. Demandez à des proches de vous donner un feedback honnête sur vos forces et vos faiblesses.

Découvrir Vos Valeurs Vos valeurs fondamentales sont les principes directeurs qui orientent votre vie. Ce en quoi vous croyez profondément donne du sens et du but à tous vos choix, petits et grands. Elles sont comme un compas intérieur qui vous guide constamment vers ce qui compte le plus pour vous.

Lorsque vous agissez en accord avec vos valeurs, vous ressentez un sentiment d'harmonie et de justesse. Lorsque vos actions vont à l'encontre de vos croyances, cela crée de l'anxiété et un sentiment de dissonance. Pourtant, beaucoup de gens seraient incapables de nommer leurs valeurs fondamentales à l'instant présent. Nous traversons souvent la vie sans réfléchir profondément à ce que nous défendons.

Pour clarifier vos valeurs fondamentales, procédez comme suit : Réfléchissez à vos expériences clés : Repensez aux moments de votre vie où vous vous êtes senti le plus heureux, le plus épanoui ou le plus touché. Qu'est-ce qui caractérisait ces moments ? (comme la créativité, l'aide aux autres, l'excitation, la connexion avec les autres) L'exercice de "l'enterrement" :

Imaginez vos propres funérailles. Cela peut sembler morbide, mais cela peut vous aider à vous concentrer sur l'essentiel. Que voulez-vous que les gens disent de vous ? Que voulez-vous qu'ils retiennent de vous ? Listes de valeurs : Vous trouverez en ligne de nombreuses listes de valeurs (recherchez simplement "liste de valeurs fondamentales"). Parcourez-les et entourez les mots qui résonnent en vous. Réduisez votre liste aux 5 à 7 valeurs les plus importantes pour vous, celles qui sont non négociables.

Le Pouvoir de l'Alignement pour Changer les Choses Une fois que vous êtes au clair sur vos valeurs, vous avez un moyen de prendre des décisions qui donne beaucoup de pouvoir à votre vie et peut même vous aider à créer du charisme : Prendre des décisions avec confiance : Lorsque vous devez faire un choix, peu importe son importance, pensez à ce que vous valorisez. En quoi croyez-vous ? L'opportunité s'accorde-t-elle avec cela ? Cela élimine la paralysie du doute et vous permet de faire des choix plus authentiques.

Paix intérieure : Vous vous sentez plus honnête et fidèle à vous-même lorsque la plupart de vos actions sont basées sur vos valeurs fondamentales. Cette paix intérieure se propage naturellement vers l'extérieur, dégageant une confiance tranquille que les autres trouvent attrayante. Meilleurs messages : Lorsque vous connaissez vos valeurs, vous pouvez parler avec conviction à partir de vos convictions profondes. Votre message deviendra plus clair et plus puissant, et il établira une connexion plus profonde avec votre public. Comment trouver des personnes qui partagent vos opinions : Lorsque vous menez avec vos convictions, il est facile de trouver des personnes dont les valeurs sont similaires aux vôtres. Cela vous aide à établir des relations personnelles et professionnelles plus solides.

Une réflexion sur la liberté Il est important de se rappeler que nos croyances évoluent avec le temps. Nous pouvons changer nos objectifs et voir nos opinions mises à l'épreuve par nos expériences de vie. Permettez-vous de réévaluer vos croyances de temps en temps. Prennent-elles toujours soin de vous ? Devriez-vous les changer maintenant que vous avez grandi en tant que personne ?

Apprendre à connaître votre côté obscur La conscience de soi n'est pas toujours une chose heureuse. Avoir le courage de faire face à vos traits les moins agréables est une partie importante de la connaissance de soi. Il y a des parties de nous que nous pouvons cacher aux autres par honte ou par peur. Ce sont nos côtés obscurs. Il peut s'agir d'habitudes comme la colère, la jalousie ou le désir de vous faire du mal. Reconnaître votre côté obscur est important pour un charme authentique, même si cela vous fait vous sentir mal. Faire comme si ces traits moins désirables n'existaient pas nuit à votre fiabilité.

Les gens peuvent dire quand ce que nous projetons ne correspond pas à ce qui se passe réellement à l'intérieur. Mais accepter nos défauts ne signifie pas que nous devons les ignorer ou être négatifs à leur égard. Être gentil avec soi-même tout en travaillant sur la croissance est l'essentiel. Cette honnêteté crée un charisme différent, celui qui vient d'une véritable attention portée aux autres.

Pourquoi la conscience de soi extérieure est importante Mais il est toujours utile de savoir comment les autres vous voient, peu importe à quel point vous vous connaissez intérieurement. C'est là que la critique est très importante. La valeur des différents points de vue : Demandez à des personnes de différentes parties de votre vie (comme un collègue, un ami d'école ou un membre de la famille) ce qu'elles pensent. Chacun vous donne une perspective différente sur vous-même.

Comment poser les bonnes questions : Allez au-delà de "Que pensez-vous de moi ?". Demandez : "Quels sont mes points forts en communication ?", "Comment puis-je mieux soutenir l'équipe ?", "Qu'est-ce qui ressort bien et où pourrais-je m'améliorer ?". Comment accepter les commentaires avec grâce : Il est normal de se sentir en colère lorsque quelqu'un vous critique. Respirez profondément et rappelez-vous que les personnes qui sont vraiment conscientes d'elles-mêmes savent que les commentaires sont bons pour la croissance, même s'ils font mal. Au lieu d'essayer de défendre vos actions, essayez de comprendre comment l'autre personne voit les choses et apprenez quelque chose d'utile de cela.

Le voyage, pas l'objectif final "Connais-toi toi-même" n'est pas une case que vous pouvez cocher. C'est un processus constant d'apprentissage, d'ajustement et d'acceptation des choses avec gentillesse. Plus loin dans ce livre, vous trouverez encore plus d'outils qui vous aideront à en apprendre davantage sur ce qui vous rend unique et à atteindre votre plein potentiel en tant que personne charmante.

Le voyage lui-même est beau, pas seulement les choses que vous
apprenez en cours de route. Exercices pour vous aider à vous trouver
Tenir un journal conscient : Réglez une alarme pour 10 à 15 minutes.

Écrivez sans vous arrêter ni modifier ce que vous écrivez. Laissez tout
ce que vous voulez dire couler sur la page. Ensuite, recherchez les
thèmes qui reviennent sans cesse. Quel souvenir voulez-vous laisser ?
Rédigez votre nécrologie idéale. Que voulez-vous que les gens pensent
d'eux lorsqu'ils pensent à vous ? Demander des commentaires :

Choisissez deux ou trois personnes de confiance. Posez-leur des
questions spécifiques sur ce que vous voulez savoir sur vous-même.
Soyez prêt à écouter ce qu'ils ont à dire.

Chapitre 2 : Maîtriser votre état d'esprit (Surmonter les croyances limitantes, cultiver la positivité)

Dans le chapitre précédent, nous avons jeté les bases d'un véritable charme en apprenant beaucoup sur nous-mêmes. Maintenant, explorons notre état d'esprit, une force puissante mais souvent cachée qui façonne nos actions et influence grandement notre magnétisme personnel.

Votre état d'esprit est composé des idées, des hypothèses et des schémas de pensée que vous avez développés au fil du temps. Il colore votre perception, votre dialogue intérieur et votre vision du monde en général. Un état d'esprit approprié peut être un puissant catalyseur de charme. Un état d'esprit négatif et limitant atténue votre lumière intérieure et entrave votre capacité à établir des liens authentiques. En revanche, un état d'esprit positif et responsabilisant permet à votre chaleur et à votre véritable potentiel de rayonner.

Le Marionnettiste Invisible :

Croyances Limitantes Les croyances limitantes sont comme de petits lutins qui murmurent sans cesse des messages négatifs à nos oreilles. Ils nous disent que nous ne sommes pas assez intelligents, assez courageux ou assez bons pour réussir, ou que l'échec est notre destin inévitable. Ces croyances se forment souvent pendant l'enfance, enracinées dans nos premières expériences, les messages que nous avons reçus des autres et nos observations du monde.

Malheureusement, nous avons tendance à transporter ces limitations à l'âge adulte, les laissant inconsciemment saboter notre confiance et nous empêcher de réaliser notre plein potentiel.

La première étape pour surmonter les croyances limitantes consiste à les identifier. Voici comment démasquer ces méchants sournois :

Écoutez votre dialogue intérieur : Quels sont ces messages négatifs qui jouent en boucle dans votre esprit comme un disque rayé ? Des phrases telles que "Je rate toujours tout", "Les gens vont se moquer de moi" ou "Ça ne sert à rien d'essayer" sont courantes. Repérez vos "Mais" : Soyez attentif aux moments où vous êtes sur le point de dire quelque chose de positif sur vous-même, mais que vous ajoutez un "mais..." qui annule votre affirmation. Par exemple, "Je suis un bon écrivain, mais je ne serai jamais publié".

Comportements d'auto-sabotage : Avez-vous tendance à procrastiner, à abandonner facilement vos objectifs ou à éviter les situations qui vous mettent en avant ? Ces comportements peuvent être le reflet de croyances limitantes liées à la peur de l'échec, du jugement ou de ne pas être à la hauteur.

Types Courants de Croyances Limitantes Pour vous donner une idée de ce dont nous parlons, voici quelques-unes des croyances limitantes les plus courantes :

Estime de soi : "Je ne suis pas assez bien", "Je ne mérite pas le bonheur". Compétences : "Je ne suis pas intelligent", "Je ne suis pas créatif". Relations sociales : "Les gens ne m'aiment pas", "Je vais dire quelque chose de stupide", "Je ne suis pas intéressant". Vision du monde : "Le monde est un endroit dangereux", "Les gens cherchent à me nuire".

Combattre le Pouvoir de Vos Croyances

Une fois que vous avez nommé les lutins dans votre tête, vous pouvez commencer à riposter contre leurs messages insidieux. Pour changer le récit, nous utiliserons ici des outils issus des thérapies cognitivo-comportementales :

Questionnez les preuves : Vos croyances limitantes sont-elles fondées sur des faits ou sur des sentiments ? Cherchez des preuves dans votre propre vie qui réfutent ou remettent en question ces croyances. Avez-vous vraiment échoué dans tout ce que vous avez entrepris ? Bien sûr que non ! Rappelez-vous vos réussites. Recadrage : Modifiez votre perspective pour ne pas vous concentrer uniquement sur les aspects négatifs d'une situation. Pouvez-vous voir comment les échecs peuvent être des opportunités de croissance ? Même si vous n'avez pas atteint votre objectif principal, y avait-il des aspects positifs dans l'expérience ? "Et si ?" : Imaginez comment votre vie serait différente si ces croyances limitantes n'influençaient pas vos décisions. Quelles actions différentes entreprendriez-vous ? Quelles portes s'ouvriraient à vous si vous croyiez en vous-même?

Affirmations positives :

Créez des contre-affirmations pour combattre directement vos croyances limitantes. Écrivez-les, affichez-les à des endroits visibles et répétez-les à haute voix jusqu'à ce que vous y croyiez. Au lieu de "Je ne suis pas assez bien", dites-vous "Mes contributions ont de la valeur" ou "Je suis digne d'amour et de succès".

Le Pouvoir de la Positivité

Surmonter les croyances limitantes est essentiel, mais ce n'est pas la seule bataille. Pour véritablement libérer votre charme, vous devez cultiver un état d'esprit positif. Il ne s'agit pas de forcer un bonheur constant ou d'ignorer les problèmes réels.

Le bonheur authentique consiste à développer un sentiment d'espoir, de détermination et de joie qui influence votre perception du monde et vos interactions avec celui-ci.

Voici pourquoi un état d'esprit positif peut amplifier votre charisme :

L'Effet d'entraînement : La positivité est contagieuse. Lorsque vous abordez les conversations avec un état d'esprit positif, les personnes autour de vous se sentent naturellement mieux. Cela crée une boucle de rétroaction positive qui renforce votre attrait. Résilience accrue : Les revers sont inévitables. Un état d'esprit positif vous permet de faire face aux défis et de considérer les échecs comme des opportunités d'apprentissage plutôt que comme des obstacles insurmontables. Relations plus solides : Les personnes positives et déterminées attirent les autres. Ces qualités favorisent la confiance et facilitent les connexions authentiques. Résolution de problèmes améliorée : Une perspective positive sur la vie stimule la créativité et la recherche de solutions innovantes.

Se mettre dans l'ambiance pour être positif Voici quelques astuces pour répandre la joie et booster votre charisme :

Une habitude de gratitude : Tenez un journal où vous notez chaque jour trois choses pour lesquelles vous êtes reconnaissant. Cette simple habitude aidera votre cerveau à voir le positif dans votre vie. Entourez-vous de personnes positives : Les comportements de votre entourage vous influencent fortement. Recherchez des personnes qui vous soutiendront et qui voient le bon côté des choses. Limitez vos interactions avec ceux qui se plaignent constamment ou se focalisent sur le négatif. Limitez votre exposition à la négativité : Faites attention à ce que vous lisez et publiez sur les réseaux sociaux et dans les actualités. Si les pensées négatives vous envahissent, fixez des limites saines pour protéger votre espace mental.

Célébrez vos victoires : N'oubliez pas de célébrer même les petites réussites. Cela renforce votre confiance et votre sentiment de progresser vers vos objectifs. Reformulez la négativité : Vous ne pouvez pas empêcher complètement les pensées négatives, mais vous pouvez changer votre façon de les percevoir. Au lieu de "Ce sera toujours difficile", essayez "Je suis encore en train d'apprendre, et cela devient plus facile avec la pratique".

Actes de bonté : Des études ont montré que faire preuve de gentillesse améliore le bien-être de celui qui donne et de celui qui reçoit. Soyez gentil chaque jour. Santé physique : Assurez-vous de dormir suffisamment, de faire de l'exercice quotidiennement et de manger sainement. Votre santé physique a un impact majeur sur votre santé mentale.

Pleine conscience : La clé du changement durable La pleine conscience est un excellent moyen de développer l'état d'esprit propice au charisme. Les techniques de pleine conscience vous apprennent à être conscient de vos pensées et émotions sans les juger. Cela vous permet de détecter les croyances limitantes dans le moment présent et de choisir de vous sentir bien.

Apprenez à débuter votre pratique de la pleine conscience ici :

Comment méditer : Trouvez un endroit calme pour vous asseoir. Fermez les yeux ou fixez un point. Concentrez-vous simplement sur le mouvement de votre respiration. Si des pensées surgissent, ramenez doucement votre attention sur votre respiration sans jugement. Commencez par 5 minutes par jour et augmentez progressivement la durée.

Faire le point avec votre esprit : Prenez un moment de temps en temps pendant la journée pour vous recentrer. Quelles pensées vous traversent l'esprit ? Quelles sensations ressentez-vous dans votre corps ? Cette pratique vous rend plus conscient de vous-même dans l'instant présent. Ressources : Pour vous aider dans votre pratique, de nombreuses applications et exercices guidés de pleine conscience sont disponibles, tels que Calm, Headspace et Insight Timer.

Un mot sur la positivité toxique Il est important de distinguer l'optimisme authentique de la "positivité toxique". Dans ce dernier cas, les gens tentent de masquer ou de minimiser la négativité réelle en disant des choses comme "reste positif" ou "bonnes vibrations seulement".

Cette approche peut être nuisible car elle pousse les gens à cacher leurs véritables émotions et ne prend pas leurs problèmes au sérieux. Le véritable optimisme reconnaît que la vie comporte des défis et des douleurs. Il s'agit d'affronter ces défis avec détermination, en vous donnant la motivation et l'espoir nécessaires pour les surmonter.

Associée à une véritable compréhension et à de la gentillesse, la positivité devient un puissant outil de développement personnel et un moyen de vous connecter aux autres.

Exercices pour le chapitre 2 Identifiez une croyance limitante :
Choisissez une pensée limitante qui vous freine. Notez-la. Recherchez
ensuite des preuves dans votre passé qui contredisent directement cette
idée. Créez des affirmations positives : Écrivez trois à cinq affirmations
qui remettent en question vos croyances limitantes et vous donnent un
sentiment de pouvoir. Tenir un journal de gratitude : Chaque matin,
notez trois choses, même petites, pour lesquelles vous êtes
reconnaissant.

Vous pouvez devenir charismatique à vie. Maîtriser votre attitude
demande une pratique continue. Ne vous découragez pas lorsque les
pensées négatives resurgissent, c'est normal.

Prenez votre temps et appréciez les petites réussites. Progressivement,
vous vous sentirez plus heureux et plus adaptable, ce qui fera ressortir
votre charisme naturel.

Chapitre 3 : Le Corps Parle (Posture, Contact Visuel, Apparence)

Les mots ont un grand pouvoir, mais ils ne montrent qu'une petite partie de la scène. Le langage corporel, qui inclut votre posture, vos mouvements, vos expressions faciales et même votre apparence, en dit long sur qui vous êtes et comment vous vous sentez. Lorsqu'il s'agit de charisme, votre langage corporel peut renforcer votre message, révéler des insécurités cachées et faire un impact avant même que vous ne prononciez un mot.

Premières Impressions :

Comment la Science Peut Aider Selon des recherches, les gens se font une opinion de nous en quelques secondes, voire millisecondes. Une grande partie de cela se passe dans notre esprit, mais notre langage corporel est très important dans ces décisions instantanées. Semblent-ils sûrs d'eux ? Facile à aborder ? Peu fiables ?

Lorsque vous répondez, votre langage corporel informe les gens sur votre personnalité avant même que vous ne commenciez à parler. Vous avez un avantage considérable si vous savez utiliser le langage corporel pour communiquer. Vous pouvez utiliser votre langage corporel pour projeter de la chaleur, de la confiance et de la sincérité, qui sont tous des éléments importants d'une présence charismatique.

La Posture : la Base de la Présence Pensez à quelqu'un qui marche la tête baissée, les épaules affaissées et les pieds traînants. Imaginez maintenant quelqu'un qui marche avec détermination, les épaules en arrière et le menton relevé. Nous avons des idées très différentes sur ces deux personnes, même si nous n'avons pas entendu un mot d'elles.

Comme le cadre d'un tableau, votre posture donne le ton de votre personnalité dans son ensemble. Le Pouvoir de la Droiture : Lorsque votre corps est dans la bonne position, vous paraissez plus grand, plus mince et plus confiant. Cela indique au monde que vous prenez soin de vous et que vous êtes prêt à interagir avec lui. Une bonne posture est également bénéfique pour votre corps ; elle peut modifier votre respiration, soulager les maux de dos et même améliorer votre humeur. Posture d'Insécurité : Les bras croisés, les épaules voûtées, le fait d'éviter le contact visuel direct ou de se tortiller sont autant de signes de nervosité, de défensive ou de manque de confiance en soi.

Comment Redresser Votre Dos

La Prise de Conscience Est Essentielle : Tout d'abord, faites attention à votre façon de vous tenir pendant la journée. Si oui, avez-vous tendance à vous affaisser lorsque vous marchez, vous asseyez ou vous tenez debout ? Imaginez une Ficelle : Imaginez qu'une ficelle tire doucement le sommet de votre tête vers le haut, ce qui allongera votre colonne vertébrale. Sentez Vos Épaules Reculer et Descendre, loin de votre tête.

C'est la vérification des épaules. Renforcez Vos Muscles Abdominaux pour un soutien supplémentaire. Amélioration par la Pratique :

Modifiez régulièrement et consciemment votre posture, surtout si vous êtes assis à un bureau. Avec le temps, se tenir droit devient une seconde nature.

Le Contact Visuel : un Moyen de Connexion On dit souvent que les yeux sont les « fenêtres de l'âme ». Le contact visuel approprié et significatif est l'un des meilleurs moyens de se connecter avec quelqu'un, de montrer de la confiance et de rendre vos interactions plus intenses.

Pourquoi le Contact Visuel Est Bénéfique : Un contact visuel fort montre que vous êtes sincère, attentif et à l'écoute. Rencontrer le regard de quelqu'un lui donne le sentiment d'être vu et apprécié. Cela peut également renforcer l'impact de vos paroles. Trop Peu ou Trop : Éviter le contact visuel peut signifier que vous êtes mal à l'aise, désintéressé ou que vous mentez. D'un autre côté, fixer quelqu'un sans cligner des yeux est intimidant et contraire aux normes sociales.

Conseils pour Établir un Contact Visuel

 Le Maintien Confortable : Essayez de regarder quelqu'un dans les yeux pendant quatre à cinq secondes, puis détournez le regard un instant avant de le ramener. Cela ne doit pas ressembler à une compétition, mais plutôt à un flux fluide et naturel. Le Focus Doux : Le contact visuel direct peut être trop intense. Essayez plutôt de vous concentrer sur l'espace entre les sourcils de quelqu'un ou sur l'arête de son nez.

La différence est à peine perceptible, mais cela peut vous aider à vous détendre. Le Balayage de l'Audience : Choisissez quelques personnes amicales dans la salle pour vous adresser à elles en groupe. Dirigez votre attention vers chaque personne et regardez-la pendant quelques phrases. Cela donnera à chacun l'impression que vous lui parlez individuellement.

Le Pouvoir des Gestes pour Exprimer

Les mouvements des mains rendent votre discours plus vivant, clair et accentué. Mais c'est comme une épice : il faut trouver la bonne dose. Votre langage corporel vous fait paraître rigide ou robotique si vous ne l'utilisez pas assez. Trop, et vous commencez à ennuyer les gens ou même à paraître peu fiable.

Signes d'Ouverture : Les mains et les bras détendus et les paumes tournées vers l'extérieur montrent que vous êtes honnête, chaleureux et ouvert.

Les gestes fermés, comme les poings serrés, les bras croisés ou le fait de tenir quelque chose fermement, vous font vous sentir sur la défensive ou bloquent le contact.

Points à Souligner : Pour maintenir l'intérêt des gens, utilisez des mouvements contrôlés et délibérés pour souligner les points importants de votre discours.

Miroir et Établir un Rapport : Copier subtilement les mouvements de quelqu'un d'autre peut vous aider à mieux le connaître, mais assurez-vous que cela semble naturel. Il semble que la réflexion forcée ne soit pas sincère.

Toilette et Style Personnel : Comment Vous Montrez Qui Vous Êtes

Les gens charismatiques peuvent avoir fière allure en jeans et en t-shirt, mais votre apparence extérieure a un impact énorme sur la façon dont les gens interagissent avec vous. Le toilettage et le style sont des moyens de montrer que vous vous souciez de vous et des autres, que vous faites attention aux détails et que vous les valorisez.

Bases du Toilettage : Un environnement propre, de bonnes habitudes de toilettage et une apparence soignée sont tous des signes de professionnalisme. Faites attention aux petites choses, comme vos cheveux, votre visage, vos ongles et vos dents.

Comment Avoir la Meilleure Apparence : Il ne s'agit pas de suivre les tendances ou de porter des marques haut de gamme lorsque vous vous habillez. Il s'agit de choisir des vêtements qui vous vont bien, qui vous mettent en valeur et qui vous font vous sentir bien dans votre peau.

Le Pouvoir de la Couleur : Pensez à la façon dont la couleur affecte votre esprit. Les tons plus chauds et plus lumineux dégagent souvent un air d'énergie et de convivialité, tandis que les tons plus froids peuvent rendre quelqu'un calme et digne de confiance. Testez différentes couleurs pour voir lesquelles améliorent votre peau et votre humeur.

Être authentique est important : N'essayez pas de vous habiller comme quelqu'un d'autre. Ajouter des touches uniques à vos vêtements, comme un collier original, des chaussettes colorées ou un vieux foulard, les aidera à montrer qui vous êtes.

Choses Particulières à Considérer

Dans différentes situations, vous devriez être plus ou moins formel ou vous montrer d'une certaine manière :

Lieux Professionnels : Il est très important de connaître le code vestimentaire et les attentes de votre entreprise. Jusqu'à ce que vous compreniez vraiment la société, si vous n'êtes pas sûr de ce qu'il faut faire, faites preuve de prudence.

Événements Sociaux : Pensez à l'ambiance de l'événement. Un style amusant et décontracté fonctionnera mieux lors d'un barbecue dans la cour que lors d'un cocktail chic.

Contexte national : Faites attention aux attentes et aux normes nationales en ce qui concerne votre façon de vous habiller et d'agir. Avant de partir en voyage ou de rencontrer quelqu'un d'un milieu différent, faites des recherches.

Comment Trouver Votre Propre Style

Avoir un sens aigu du style personnel est important pour créer un look qui montre votre charme. Dans ce cas :

Connaissance de Soi : Quels mots utiliseriez-vous pour vous décrire ? Chic, avant-gardiste, artistique ou décontracté ? Utilisez ces mots pour vous aider à choisir quoi porter.

Source d'idées : Faites attention aux personnes dont vous aimez le style. Pinterest et les blogs sur la mode sont d'excellents points de départ. Notez ce que vous aimez dans leur style et comment vous pourriez utiliser des éléments similaires de manière authentique.

Essayer de nouvelles choses : N'ayez pas peur d'essayer de nouvelles choses ! Mélangez et associez différentes choses et sortez de votre zone de confort de temps en temps.

Créez une Garde-Robe en Boîte : Choisissez des pièces de haute qualité qui vont bien avec d'autres choses afin de pouvoir créer de nombreuses tenues qui vous font vous sentir bien.

Ce que la Confiance Peut Faire pour Vous

En fin de compte, la plus belle chose que vous puissiez porter est la confiance. Lorsque vous vous sentez bien dans vos vêtements et votre peau, vous avez fière allure. N'oubliez pas que la bonne tenue peut vous aider à vous sentir mieux dans votre peau et à faire ressortir encore plus votre charme naturel.

Notes Importantes

Pour éviter toute confusion, il est important de discuter de deux points importants :

Objectivation et Double Standard : Malheureusement, l'apparence et les vêtements des femmes sont davantage scrutés et commentés par la société. Il est important d'être conscient des différentes normes qui existent sans les prendre personnellement. Nous pouvons utiliser le pouvoir de la présentation, mais cela ne devrait jamais être plus important que de vous valoriser pour tous vos traits, compétences et intelligence.

Droits et Ressources : Tout le monde a le droit de se sentir bien dans sa peau. Mais il est important de se rappeler que certaines personnes ont plus facilement accès à la mode, aux produits de nettoyage et même au temps pour prendre soin d'elles-mêmes. Le charisme peut dépasser les obstacles sociaux et économiques, alors concentrez-vous sur ce que vous pouvez contrôler : rester propre, avoir une attitude professionnelle et porter des vêtements qui sont à votre portée et qui montrent votre personnalité.

Exercices pour le Chapitre 3 Pratiquez votre posture : Vous pouvez régler l'alarme de votre téléphone pour vous rappeler de vérifier votre posture plusieurs fois par jour.

Défi du Contact Visuel : Lorsque vous parlez à un ami ou à un membre de votre famille, entraînez-vous à établir un contact visuel qui semble naturel. Allongez lentement la durée du regard.

Vérifiez Votre Garde-Robe : Examinez votre placard et notez les vêtements qui vous font vous sentir bien et ceux qui vous font vous sentir mal. Pensez à des façons de faire des choses qui vous font vous sentir mieux votre premier choix.

Chapitre 4 : Style personnel (Organiser votre image pour refléter votre charisme)

Nous avons vu dans le dernier chapitre comment le langage corporel envoie des messages forts sans mots. Ce chapitre s'appuie sur cela en parlant de la façon dont votre apparence extérieure affecte votre capacité à projeter une image charmante qui correspond à qui vous êtes et au message que vous voulez envoyer.

Votre style personnel est comme un langage visuel qui permet aux gens de connaître des parties de votre personnalité, de vos valeurs et de votre énergie sans que vous ayez à dire un mot. Lorsque votre style et votre moi intérieur correspondent, vous dégagez un air de sincérité que les gens trouvent naturellement attrayant. Mais s'il y a un écart entre les deux, cela peut conduire à une dissonance, ce qui peut nuire à votre charisme et à l'effet que vous voulez.

Comment le style fonctionne dans votre esprit

S'habiller et agir d'une certaine manière ne change pas seulement la façon dont les autres vous voient ; cela change aussi fortement la façon dont vous vous voyez. La « cognition habillée » est l'idée que ce que nous portons affecte nos pensées, notre confiance et même nos résultats scolaires.

Par exemple, des études ont montré que s'habiller formellement peut vous aider à penser de manière plus abstraite et à vous sentir plus puissant. Choisir un style qui vous rend plus attrayant est une chose très personnelle à faire. Cela signifie se regarder (Qui suis-je ? "Qu'est-ce que je veux projeter ?" et "Comment traduire ces qualités en éléments visuels ?")

Parties importantes d'un style charismatique Il y a beaucoup de façons différentes dont le charisme peut se manifester, mais il y a quelques points communs à toutes les personnes charismatiques : Authenticité : si vous voulez être attirant, vous devez montrer qui vous êtes vraiment. N'essayez pas de vous habiller comme quelqu'un d'autre ou d'adopter des looks « tendance ». Confiance : lorsque vous aimez votre apparence, vous vous sentez naturellement confiant et cette confiance transparaît. Mettez des vêtements qui vous vont bien, vous vont bien et vous font vous sentir bien.

Accessibilité : le charme devrait vous faire admirer quelqu'un, mais cela ne devrait pas vous faire peur. Trouvez un équilibre entre avoir l'air soigné et sympathique. Des styles trop formels ou difficiles à comprendre peuvent donner aux gens l'impression d'être déconnectés de vous. Être unique :

Vous ne devez pas avoir peur de montrer qui vous êtes. Cela montre que vous n'avez pas peur d'être vous-même lorsque vous portez une pièce forte, une couleur signature ou un article intéressant au bon endroit. Prêter attention aux détails :

les personnes charismatiques prêtent souvent une attention particulière aux petites choses. Cela signifie garder vos vêtements en bon état, bien vous nettoyer et vous assurer que votre look général s'harmonise.

Choisir votre propre style unique Voici quelques étapes que vous pouvez suivre pour créer une personnalité charismatique :

 Déterminez vos archétypes de style : commencez par trouver des mots qui vous décrivent, vous et vos objectifs. Créatif, audacieux, classique, décontracté, poli et accessible en sont quelques exemples.

De nombreuses sources en ligne classent les personnalités de style en catégories, ce qui peut vous aider à commencer à réfléchir. Obtenez des idées :

Vous pouvez créer un tableau Pinterest, un tableau d'humeur physique ou simplement un dossier contenant des images qui vous intéressent. Trouvez des vêtements, des coiffures, des choix de couleurs et des looks généraux qui vous plaisent vraiment. Regardez votre inspiration :

recherchez des thèmes similaires. Aimez-vous les choses simples aux lignes épurées ? Des couleurs vibrantes et un mélange de styles ? Certains types de tissus et de textures ? Identifier ces goûts vous aide à déterminer le chemin de votre style. Si vous souhaitez effectuer un audit de garde-robe, parcourez vos vêtements d'un œil critique.

Chaque article correspond-il au style que vous souhaitez ou vous semble-t-il déplacé ? Si les vêtements ne vous font pas du bien, soyez honnête à ce sujet, même si vous voulez les garder par nostalgie. Essayez des choses et commencez petit :

Constituez une petite garde-robe de pièces clés qui vont bien avec d'autres choses et correspondent à votre style. Ensuite, essayez d'ajouter des touches de couleur, des accessoires qui font sensation ou de nouveaux mélanges qui restent fidèles à votre style tout en vous permettant de vous exprimer.

Conseils de style pour une gamme de paramètres Lieux de travail : privilégiez l'expertise tout en ajoutant votre propre style. D'une manière qui respecte le code vestimentaire de votre secteur, recherchez des textures intéressantes, des coupes ajustées ou de petites touches de couleur.

Lors d'événements sociaux, vous devez vous habiller en fonction du niveau d'énergie de l'événement.

Les cadres décontractés vous permettent de vous habiller de manière plus amusante et décontractée. Pour les événements et les soirées, vous voudrez peut-être vous habiller un peu plus formellement et élégamment, mais toujours à votre manière.

Lorsque vous devez prononcer un discours ou que vous êtes dans une situation très médiatisée, améliorez votre look général et essayez de faire preuve de charisme à travers votre style et ce que vous dites. Choisissez des couleurs vives, des articles qui font sensation et des vêtements et des cheveux propres. Bien sûr! Voici comment continuer à s'améliorer :

Style Personnel et Soin Cheveux:

Ne sous-estimez pas l'importance de choisir la bonne forme ou couleur. Réfléchissez à la façon dont vos cheveux encadrent votre visage, reflètent votre style et demandent de l'entretien.

Trouvez un coiffeur en qui vous avez confiance et soyez honnête avec lui. Soin de la peau: Un teint lisse et un éclat sain vous donnent un air vivant et soigné. Établissez une routine de soins de la peau adaptée à votre type de peau et respectez-la. Maquillage (facultatif):

Le maquillage peut mettre en valeur vos meilleurs traits, définir vos lèvres ou vous donner un regard plus intense. Essayez de trouver un maquillage qui s'harmonise avec votre style et sublime votre beauté naturelle. Parfum Signature (facultatif):

Un parfum discret, bien choisi, peut être une signature importante de votre style. Trouvez un parfum qui vous rend unique et correspond à votre style. Pièges à éviter en suivant les tendances au détriment de votre authenticité:

S'inspirer des tendances actuelles est tout à fait valable. Cependant, ne vous forcez pas à adopter un style qui ne vous correspond pas. Apprenez à distinguer le style classique des tendances éphémères. Négliger l'importance de la coupe:

Un vêtement mal ajusté ruine votre look, quelle que soit sa marque ou son prix. Privilégiez un bon tailleur à une marque prestigieuse. L'inconfort est l'ennemi: L'inconfort physique se traduit par un langage corporel qui révèle votre malaise. Optez toujours pour des vêtements à la fois élégants et confortables, vous permettant de bouger aisément tout au long de la journée.

Ne pas accorder suffisamment d'importance aux accessoires: Écharpes, ceintures, bijoux et sacs peuvent parfaire une tenue, la personnaliser et donner du style même aux vêtements les plus simples.

Comment constituer une garde-robe charismatique avec un budget limité

Le style ne rime pas forcément avec marques de luxe. Le charisme peut s'exprimer sans dépenser des fortunes. Voici comment: Privilégiez la qualité à la quantité: L'idéal est d'avoir une garde-robe composée de pièces durables, plutôt que de vêtements de fast-fashion éphémères. Friperies et seconde main:

Les friperies et les boutiques de seconde main regorgent de trésors uniques et originaux. Entretien des vêtements: Pour prolonger la durée de vie de vos vêtements et préserver leur apparence, suivez scrupuleusement les instructions de lavage, traitez les taches rapidement et apprenez les bases de la couture.

La polyvalence est essentielle: Misez sur des vêtements qui se combinent facilement entre eux, afin de créer de nombreuses tenues à partir d'une garde-robe réduite. Le pouvoir des accessoires: Les accessoires tels que les écharpes, les ceintures et les bijoux peuvent transformer des vêtements basiques en tenues stylées.

Considérations particulières Diversité des morphologies: Le charisme n'est pas réservé à une taille ou une silhouette spécifique. Au-delà des normes de beauté imposées par la société, concentrez-vous sur des vêtements qui mettent en valeur votre morphologie. Recherchez des marques proposant des tailles inclusives et consultez des blogs de mode rédigés par des personnes ayant une morphologie similaire pour trouver l'inspiration.

Sensibilité culturelle: Si vous êtes amené à côtoyer des personnes issues d'autres cultures, renseignez-vous sur les codes vestimentaires appropriés et soyez conscient des coutumes et des tabous concernant les coiffures, les vêtements ou la présentation de soi.

Derniers mots sur le style et le charisme Il est facile de croire que le style doit être complexe et coûteux pour être remarqué. Rappelez-vous que le véritable charisme se manifeste lorsque votre image extérieure reflète votre personnalité et vos valeurs. Le style personnel est simplement un moyen puissant d'exprimer qui vous êtes.

Exercices pour définir votre archétype de style (Chapitre 4) Réflexion personnelle: Notez cinq à huit mots qui vous définissent et expriment votre message. Recherchez en ligne des archétypes de style correspondant à votre personnalité pour trouver l'inspiration. Inventaire de votre garde-robe:

Passez en revue votre garde-robe en gardant à l'esprit vos modèles de style. Créez trois piles: "Correspond parfaitement à mon style", "Pourrait convenir avec quelques modifications", "Ne me représente plus". Créez votre tenue idéale: Composez un mood board sur Pinterest ou dans un magazine de mode avec une tenue complète (incluant les accessoires) qui reflète votre style idéal.

Chapitre 5 : L'Art de la Conversation (Écouter, poser des questions, raconter des histoires)

Si le charisme était un instrument de musique, la conversation serait la mélodie à travers laquelle il est présenté. Les caractéristiques des personnes attirantes incluent la capacité d'avoir des conversations intéressantes et profondes. C'est à travers la conversation que nous construisons des liens, partageons des idées et laissons des impressions durables sur les autres. Cependant, la véritable maîtrise de la conversation va au-delà de simplement savoir parler. C'est l'art de créer un lieu partagé où chacun se sent entendu, compris et stimulé – un espace où votre charisme peut vraiment résonner.

L'Importance de l'Écoute Active

L'écoute active est une compétence dynamique qui est au cœur de la conversation charismatique. Écouter peut sembler être une action passive. Vous faites beaucoup plus que simplement entendre des mots lorsque vous écoutez vraiment : Les gens peuvent dire quand vous êtes pleinement présent et intéressé par ce qu'ils ont à dire. Utilisez ceci pour établir la confiance et le rapport. Ceci relie les gens et les aide à se parler plus profondément. Apprendre des choses utiles : Vous pouvez apprendre beaucoup sur la personne, ses intérêts et ce qui la motive en prêtant une attention particulière. Cela vous aide à répondre avec plus de réflexion et de puissance. Respect : Faire savoir à quelqu'un que vous l'entendez clairement montre un respect fondamental, ce qui prépare le terrain pour de bonnes relations. Réduire les malentendus : Écouter attentivement vous assure de bien comprendre l'orateur, ce qui réduit les malentendus et les désaccords.

Comment Devenir un Excellent Auditeur

Prêter toute son attention : Éliminez tous les obstacles. Rangez votre téléphone et fermez tous les onglets qui vous dérangent sur votre ordinateur. Maintenant, prêtez toute votre attention à l'orateur. Encouragement sans mots : Pour montrer que vous êtes intéressé, maintenez un contact visuel, hochez la tête et dites des phrases courtes comme "oui" ou "je vois". Refléter : Reformulez et résumez ce que vous entendez pour vous assurer de comprendre. "On dirait que vous vous sentez… c'est ça ?" Restez silencieux : Ne voulez pas intervenir ou combler les lacunes. Laissez la personne réfléchir à ce qu'elle veut dire sans la faire se sentir pressée.

Comment Poser de Bonnes Questions

Les gens ne suivent pas de script lorsqu'ils ont de bonnes discussions. Lorsque vous posez des questions réfléchies, vous pouvez impliquer davantage les gens et les conduire de manière intéressante et inattendue. Questions sans réponses : Ne posez pas de questions avec des solutions faciles comme "oui" ou "non". Utilisez "comment", "quoi" et "pourquoi" pour amener les gens à développer leurs pensées et à y réfléchir davantage. Questions de suivi : Examinez leurs réponses plus en détail. Poser des questions comme "Qu'est-ce que ça vous a fait ?" "Pouvez-vous m'en dire plus à ce sujet ?" ou "Comment vous êtes-vous senti ?" montre que vous êtes intéressé et que vous voulez en savoir plus. La curiosité se propage : Lorsque vous devenez curieux, les autres s'intéressent tout simplement davantage à ce que vous avez à dire.

Raconter des histoires : Utiliser des mots pour peindre des images

Les gens sont câblés pour aimer les histoires. Nous les utilisons pour enseigner, amuser, convaincre et motiver les gens. Apprendre à raconter des histoires ajoute de la couleur à vos discussions, vous aide à faire valoir vos arguments et vous démarque. Voici comment améliorer vos histoires : La structure est importante : Il doit y avoir un début, un milieu où il y a une tension ou un problème, et une fin où il y a une conclusion ou un aperçu. Images et détails vivants : Attirez l'attention de votre auditeur. Ne dites pas seulement "j'étais nerveux", mais décrivez aussi comment vos mains étaient froides et comment votre estomac était serré. Être intelligent avec vos mots : Au lieu d'utiliser beaucoup de mots, choisissez des verbes forts et recherchez des détails spécifiques qui vous aident à imaginer ce que vous voulez dire. Comment les émotions peuvent vous donner du pouvoir : N'ayez pas peur d'ajouter de vrais sentiments à vos histoires, qu'elles soient drôles, excitantes ou vulnérables. De manière plus profonde, c'est ce qui lie l'histoire au spectateur.

Conseils supplémentaires pour avoir des conversations charismatiques

Cherchez un terrain d'entente: Trouvez des choses que vous avez en commun avec eux pour renforcer le lien.

Les niveaux d'énergie sont importants: Essayez de faire correspondre le ton général de la conversation. La dissonance se produit lorsque quelqu'un est trop excité lors d'une conversation sérieuse ou trop fatigué lors d'une conversation passionnante.

Pas un discours en solo: Les orateurs charismatiques trouvent un moyen de partager leurs propres idées tout en impliquant réellement les autres dans la conversation.

Faites attention à votre langage corporel: Pour améliorer votre relation, gardez les épaules en arrière, le visage chaleureux et les yeux ouverts.

Observez la pièce: Les conversations avec une seule personne se déroulent dans un contexte plus large. Lorsque vous choisissez des sujets de conversation ou modifiez votre façon de parler, faites attention au contexte et aux signaux sociaux.

Comment surmonter les problèmes de conversation

La personne timide qui parle: Si vous avez du mal à entamer des conversations à cause de votre timidité, entraînez-vous avec des personnes que vous connaissez déjà bien. Pour vous aider à vous détendre, préparez à l'avance quelques questions ouvertes simples ou des moyens d'entamer une conversation.

Comment gérer le dominateur: Ne laissez pas les orateurs bruyants prendre le contrôle de la conversation. Intervenez poliment pour changer le cours des choses. "C'est un point fascinant, j'aimerais aussi entendre les réflexions de Sarah à ce sujet."

Comment fonctionne Nelly la négative: Ne répondez pas à la négativité par plus de haine. Supposez que vous comprenez ce qu'ils ressentent et guidez-les doucement. "Je peux voir pourquoi cela vous contrarierait. Parlez-moi d'une bonne chose qui s'est produite cette semaine."

L'étrange silence: N'ayez pas peur du silence! Cela a du sens dans les discussions. S'il y a une accalmie, démarrez une nouvelle conversation avec une question, un commentaire honnête ou un passage à un sujet plus léger.

Charme dans la conversation dans plusieurs situations

Événements de réseautage: Comme le dit le proverbe, "elevator pitch" est un aperçu court et intéressant de qui vous êtes et de ce que vous faites. Soyez attentif à ce que les autres disent et réfléchissez à des moyens de les aider ou de vous connecter avec eux.

Parler en groupe: Veillez à ne pas monopoliser la parole. Incluez activement les personnes qui ne parlent pas en leur posant des questions directes ou en reconnaissant leurs points de vue et en leur demandant de développer.

Avoir des conversations en ligne: Les problèmes technologiques peuvent ralentir les choses. Si des problèmes surviennent, résolvez-les rapidement et discrètement pour éviter de rendre les choses gênantes. Portez une attention particulière au langage corporel et aux expressions faciales, car ils sont encore plus importants lorsque vous êtes en ligne.

S'améliorer demande du travail La compétence conversationnelle est un processus qui dure toute une vie. Voici quelques mesures que vous pouvez prendre pour vous améliorer:

Observer les gens: Écoutez discrètement les conversations en public. Comment se fait-il que certaines conversations soient intéressantes et d'autres non? Gardez un œil sur les bonnes et les mauvaises méthodes.

Prenez une photo de vous-même: Si vous souhaitez enregistrer une conversation informelle avec un ami, assurez-vous qu'il est d'accord au préalable. Vous devriez vous écouter et réfléchir aux domaines où vous excellez en tant qu'auditeur et orateur et aux domaines où vous pourriez vous améliorer.

Inscrivez-vous à un groupe: Toastmasters et d'autres groupes similaires permettent aux gens de pratiquer leurs compétences en prise de parole en public et en communication dans un espace sûr.

Pourquoi l'authenticité est importante

Lorsque vous travaillez sur votre charisme conversationnel, sachez qu'être réel est la chose la plus importante. Lorsque vous parlez, n'essayez pas de ressembler à quelqu'un d'autre. Acceptez qui vous êtes, soyez vraiment intéressé par les autres et laissez votre besoin de vous connecter avec les autres vous guider.

Exercices pour le chapitre 5

Le test d'écoute: Parlez à quelqu'un mais soyez plus attentif à ce qu'il dit qu'à ce que vous dites. Notez comment cela change les choses et quelles informations utiles vous pouvez en tirer.

Comment devenir un maître des questions: Faites une liste de 10 questions ouvertes qui peuvent être utilisées dans différentes situations pour lancer des conversations intéressantes.

Veuillez me raconter une histoire: Pensez simplement à un événement très important ou mémorable. Concentrez-vous sur l'organisation et les détails sensoriels lorsque vous lisez l'histoire à haute voix.

Chapitre 6 : Lire la Pièce (Comprendre les signaux sociaux, la communication non verbale)

Imaginez entrer dans une fête bondée. En quelques secondes, vous pouvez immédiatement déterminer l'ambiance générale : est-ce bruyant et joyeux ? Discret et intime ? Étrange et tendu ? Instinctivement, vous saisissez de petits indices sans y penser. L'énergie de la pièce vous frappe. "Lire la pièce" signifie être capable de comprendre ce que les gens disent sans qu'ils ne le disent.

Les personnes charismatiques excellent à déchiffrer les signaux sociaux et à adapter leur discours et leur comportement à la situation. Cela les aide à établir rapidement des liens avec les autres, à éviter les pièges conversationnels et à mettre tout le monde à l'aise et connecté où qu'ils aillent.

Ce que nous savons des signaux sociaux Les humains ont évolué pour devenir des animaux très sociaux. Pour survivre et former des groupes forts et unis, les individus devaient être capables de lire les pensées, les sentiments et les interactions sociales des uns et des autres. Ces mêmes instincts sont toujours câblés dans notre cerveau, même si nous ne chassons plus ni ne nous rassemblons en tribus.

Nous envoyons et recevons constamment des signaux gestuels qui transmettent une multitude d'informations, la plupart inconsciemment.

Trouver le Langage dans le Langage Corporel Tout le monde perçoit les signaux silencieux, mais l'amélioration consciente de vos compétences dans ce domaine fait la différence en matière de charisme :

Expressions du Visage: Les micro-expressions, qui sont de brefs et subtils changements faciaux, peuvent révéler les véritables sentiments de quelqu'un, même s'il essaie de les dissimuler. Soyez attentif aux signes éphémères de joie, de tristesse, de surprise, de peur, de dégoût et de colère.

Langage Corporel: La posture, les gestes et la gestuelle générale reflètent l'état émotionnel d'une personne. Les bras croisés indiquent une attitude défensive, tandis que les épaules tendues signalent le stress. Reproduire subtilement la posture de quelqu'un peut favoriser la connexion.

Contact Visuel: Établir un contact visuel direct témoigne d'intérêt et de confiance. Un regard soutenu peut être intimidant, tandis qu'éviter le regard de quelqu'un suggère un malaise ou un mensonge. Les schémas de contact visuel au sein d'un groupe peuvent révéler les dynamiques de pouvoir et les alliances.

Indices Vocaux: La façon dont nous disons les choses est tout aussi importante que ce que nous disons. Le ton, le rythme, le volume et la hauteur de la voix ont tous une signification. L'écoute attentive de la voix peut aider à détecter le sarcasme ou l'inquiétude.

Espace Personnel: Cela dépend des normes culturelles, mais en général, plus quelqu'un vous permet de vous rapprocher, plus il se sent à l'aise avec vous. Soyez attentif aux moments où vous pourriez empiéter involontairement sur l'espace personnel de quelqu'un.

Lecture d'une Pièce : Ce qu'il faut Observer

Niveau d'Énergie Générale: Notez la vitesse des mouvements, le volume des conversations et l'ambiance générale. Les gens semblent-ils détendus et engagés, ou réservés et distants ?

Dynamique de Groupe: Identifiez les leaders naturels et les personnes plus en retrait. Qui détient le plus de pouvoir ? Observez les schémas de conversation. Y a-t-il des sous-groupes distincts avec leurs propres discussions, ou un sujet central domine-t-il la conversation ?

Conversations Individuelles: Soyez attentif au langage corporel qui révèle une bonne connexion (corps inclinés l'un vers l'autre, sourires authentiques) par opposition à la distance ou au désaccord (postures fermées, froncements de sourcils).

Comment améliorer votre sensibilité aux autres

Observation des autres : Arrêtez-vous et observez autour de vous dans un lieu public. Imaginez que vous êtes un chercheur qui étudie le comportement humain. Que pouvez-vous déduire des gens et de leurs relations simplement en observant leur langage corporel ?

Réduire les distractions : Rangez votre téléphone lorsque vous êtes avec d'autres personnes. Vous ne pouvez pas capter les signaux subtils lorsque vous êtes distrait. Vérifier vos suppositions : Soyez prudent lorsque vous interprétez des signaux en fonction de vos propres sentiments. Lorsque vous êtes nerveux, les autres peuvent ne pas vous paraître critiques, alors qu'ils le sont en réalité. Considérations culturelles : Différentes cultures utilisent différents signaux non verbaux. Si vous souhaitez interagir avec des personnes de différentes origines, apprenez les règles concernant le contact visuel, l'espace personnel et le langage corporel.

Comment adapter votre approche pour avoir un effet charismatique

Être capable de « lire l'ambiance » n'est qu'un début. Avoir un véritable charisme signifie utiliser vos connaissances pour vous assurer que les personnes avec qui vous interagissez passent un bon moment.

Considérez ces exemples : Détecter et apaiser le malaise : Si quelqu'un semble mal à l'aise lors d'une conversation de groupe, changez de sujet ou trouvez un moyen subtil de l'inclure. La personne bavarde et envahissante : Si vous monopolisez une conversation, transférez poliment l'attention vers quelqu'un d'autre.

Cela rendra l'expérience plus agréable pour tout le monde. Refléter pour créer des liens : Prenez note de l'énergie générale d'une conversation de groupe et ajustez votre propre énergie pour qu'elle corresponde, sans être malhonnête. Imitez subtilement un bon langage corporel, comme une bonne posture et des sourires sincères.

Savoir quand changer de vitesse : Il peut y avoir des moments où une histoire drôle ou un changement de décor est exactement ce dont le groupe a besoin pour se redynamiser.

Points particuliers à considérer Comment lire l'ambiance

numérique : Il existe de nombreux signaux non verbaux dans les conversations virtuelles également ! Dans une image webcam de quelqu'un, faites attention à sa posture, ses expressions faciales, son cadrage et le décor qu'il a choisi. Soyez attentif à ce que vous faites lorsque vous êtes en appel vidéo. Différences individuelles : Certaines personnes utilisent naturellement leur langage corporel pour communiquer davantage que d'autres. De plus, l'autisme ou l'anxiété sociale peuvent influencer la façon dont une personne envoie et interprète les signaux sociaux. Évitez de tirer des conclusions hâtives à partir de quelques rencontres. L'importance du contexte : Selon la situation, un froncement de sourcils peut signifier qu'une personne se concentre intensément ou qu'elle est en colère. Avant de tirer des conclusions, il est important de recueillir plusieurs informations.

Les avantages charmants de la sensibilité sociale

Améliorer vos compétences en lecture sociale vous donne le pouvoir de : Des connexions plus solides : Comprendre les significations cachées du langage corporel peut vous aider à communiquer de manière à ce que les gens se sentent véritablement vus et compris. Cela renforce la confiance et l'amitié. Résolution de conflits : Vous pouvez désamorcer les disputes avant qu'elles ne s'aggravent si vous pouvez détecter de petits signes de tension ou de désaccords non exprimés. Empathie en action : Vous ressentez de l'empathie lorsque vous comprenez correctement ce que ressentent les autres. Cela vous permet d'offrir un soutien authentique ou de partager la joie de manière sincère. Un meilleur leadership : Les leaders qui sont doués pour « lire l'ambiance » peuvent percevoir l'humeur de leur équipe sans qu'ils aient besoin de dire un mot. Cela leur permet d'apporter des changements, de répondre aux préoccupations non exprimées et de stimuler la motivation.

Pièges à éviter Gardez vos « superpouvoirs sociaux » sous contrôle et soyez honnête avec vous-même lorsque vous les utilisez : Suranalyse vs. instinct : Il est bon de réfléchir, mais ne laissez pas vos pensées étouffer vos instincts.

Souvent, nos premières impressions sur une situation sont très justes. Conclusions hâtives : Un froncement de sourcils ne fait pas une personne grincheuse. Évitez de prendre des décisions rapides basées sur quelques observations. Influence : Charme et influence ne sont pas synonymes.

Si vous pouvez lire les signaux sociaux, utilisez-les pour établir des liens, pas pour exploiter les faiblesses des autres à votre avantage.

Exercices pour le chapitre 6

Charades non verbales : Dans cette version modifiée des charades, vous utilisez uniquement le langage corporel pour exprimer des émotions ou des interactions sociales, comme l'ennui, la frustration ou l'excitation. Observation d'une scène : Désactivez le son et regardez une scène de film ou d'émission télévisée. Essayez de comprendre l'histoire et les relations entre les personnages en vous basant uniquement sur les signaux non verbaux. Regardez à nouveau avec le son pour constater la différence. « L'évaluation de l'ambiance » : Avant votre prochaine soirée, prenez un moment pour ressentir l'« ambiance » du lieu. Ensuite, vérifiez régulièrement tout au long de la soirée si votre première impression est toujours exacte ou si elle doit être ajustée.

Rappelez-vous que le charisme ne consiste pas seulement à briller intensément, mais à ajuster votre lumière pour qu'elle s'harmonise avec les personnes qui vous entourent. Pour établir ce type de connexion authentique, « lire l'ambiance » est une compétence essentielle.

Chapitre 7 : L'empathie en action (Établir un lien, offrir un soutien authentique)

Si le charisme était une symphonie, l'empathie serait la ligne de basse. Elle façonnerait la mélodie de chaque rencontre et lui donnerait une profondeur qui touche les gens en profondeur. L'intelligence émotionnelle (QE) est une compétence puissante qui peut aider les gens à se connecter les uns aux autres, à se faire confiance et à se sentir profondément compris.

Comment comprendre l'empathie Clarifions quelques idées fausses courantes sur l'empathie :

Ne pas confondre avec la sympathie:

Ressentir de la sympathie pour la douleur d'une autre personne, c'est avoir pitié d'elle. Avec l'empathie, vous essayez de comprendre les sentiments de quelqu'un d'autre comme si vous les viviez vous-même. Vous devez vous mettre à leur place.

Il est possible de comprendre le point de vue de quelqu'un même si vous êtes en désaccord avec ses actes ou ses pensées. L'empathie vous permet de comprendre sans avoir à être d'accord avec quelque chose.

L'empathie N'EST PAS un signe de faiblesse.

Certaines personnes craignent que le fait d'être sensible les rende faciles à manipuler ou incapables de faire des choix difficiles quand elles en ont besoin. La compassion et des limites claires sont nécessaires pour une véritable empathie.

Comment ressentir de l'empathie

Empathie esprit-corps: Cela signifie voir mentalement les choses du point de vue de quelqu'un d'autre. Cela signifie être capable de comprendre ce qu'il peut ressentir en se mettant à sa place.

Lorsque vous avez de l'empathie émotionnelle, vous ressentez directement les sentiments de l'autre personne, comme sa tristesse, son bonheur ou sa colère.

L'empathie empathique est plus qu'une simple compréhension ; elle vous donne envie d'aider ou de soulager la douleur de quelqu'un.

Les raisons pour lesquelles les gens ressentent de l'empathie Les "neurones miroirs" sont des parties étonnantes de notre cerveau qui s'activent lorsque nous faisons l'expérience de quelque chose et lorsque nous voyons quelqu'un d'autre ressentir la même chose. Cela construit la base neurale de l'empathie, qui nous permet de ressentir ce que les autres ressentent.

Ce que l'empathie fait pour vous en ayant du charisme

Crée une connexion: Savoir intimement que quelqu'un les comprend renforce une connexion. Écouter avec empathie facilite la confiance et l'entente avec quelqu'un.

Désamorce le fait d'être sur la défensive: Contrairement au jugement, montrer de la compréhension rend les gens plus susceptibles de s'ouvrir, de changer d'avis et d'être ouverts à la collaboration.

Améliore la communication: L'empathie vous aide à comprendre ce que l'autre personne attend réellement de la conversation. Cela vous permet d'adapter vos paroles pour avoir un effet plus important et de meilleurs résultats.

Donne plus de pouvoir aux leaders: les leaders charismatiques peuvent se connecter avec les sentiments de leur équipe. Lorsque vous avez de l'empathie, vous pouvez comprendre ce qui motive quelqu'un, lui apporter une aide spécifique et l'aider à se sentir appartenir et avoir un but dans la vie.

Comment améliorer votre empathie

Certaines personnes sont naturellement plus empathiques, mais tout le monde peut travailler cette compétence :

Écouter complètement et activement : Utilisez les compétences d'écoute que vous avez apprises au Chapitre 5 tous les jours. Faites attention non seulement à ce que la personne dit, mais aussi à ce qu'elle ressent et pourquoi elle le dit.

Suspendre le jugement : Mettez vos propres pensées de côté et essayez de voir les choses de leur point de vue. Rappelez-vous que comprendre ne signifie pas être d'accord.

Vouloir en savoir plus : Des questions ouvertes comme « Comment vous êtes-vous senti ? » et « Pouvez-vous m'en dire plus à ce sujet ? » peuvent vous aider à mieux comprendre.

Faire attention aux indices non verbaux : Faites attention à la façon dont votre langage corporel, votre ton de voix et vos réactions faciales montrent ce que vous ressentez. Nous en avons parlé au Chapitre 6.

Ouvrir votre monde : Parlez à des personnes de différents horizons, lisez des histoires pour en savoir plus sur la vie des autres ou faites des exercices qui vous aident à voir les choses sous différents angles.

Parler d'empathie Refléter cette compréhension avec respect a un effet puissant une fois que vous la ressentez :

N'utilisez pas de clichés : L'utilisation de phrases comme « Je sais exactement ce que vous ressentez » peut être perçue comme impolie.

Normaliser ce qu'ils vivent : « Cela semble vraiment frustrant » ou « Cela semble être une situation très confuse pour vous ».

Faites attention aux sentiments plutôt qu'aux faits : N'essayez pas de résoudre leurs problèmes ; reconnaissez plutôt ce qu'ils ressentent. « Bien sûr que vous êtes contrarié, c'est parfaitement compréhensible. »

Quand il est difficile de ressentir de l'empathie Lorsque les choses se corsent, il sera difficile de faire preuve de compréhension. Par exemple, travailler avec quelqu'un qui est méchant ou qui a des opinions très différentes. Lorsque ces choses arrivent :

Fixez des limites : Pour être compatissant, vous n'avez pas à tolérer les abus. Vous pouvez comprendre pourquoi quelqu'un est en colère sans le laisser vous blesser.

Découvrez un noyau de connexion : Vos deux parents ont-ils des problèmes de différentes manières ? Aimez-vous tous les deux la même équipe sportive ? Trouvez même une petite chose que vous avez en commun avec l'autre personne.

Arrêtez-vous un instant : « Je veux comprendre d'où vous venez. C'est bien de prendre du recul si vos propres sentiments sont forts. Pouvons-nous en reparler plus tard ? »

Démontrer de l'empathie dans la vraie vie :

Parler de choses difficiles : Faire preuve d'empathie réduit la défensive et ouvre la porte à de bonnes solutions, que vous essayiez de calmer un voisin ou de donner des commentaires utiles à un collègue. Comme l'a dit un représentant du service client, « Les gens ne veulent pas seulement que leurs problèmes soient résolus ; ils veulent se sentir entendus. » La fidélité grandit lorsque vous écoutez activement et validez leurs frustrations, même si le résultat n'est pas idéal.

Créer des liens : Avant de donner votre argumentaire éclair, vous devriez essayer de comprendre ce que l'autre personne veut et a besoin. Cela vous permet de rendre votre introduction plus pertinente et rend le lien plus réel et mémorable. Lorsqu'il s'agit de négocier ou de résoudre un conflit, essayez de comprendre ce que l'autre partie veut vraiment et pourquoi elle le veut.

Cela signifie qu'il peut y avoir des solutions créatives et des situations où tout le monde gagne au lieu d'un combat de positions fixes. Pour encourager l'inclusion, écoutez activement les points de vue de ceux qui sont moins susceptibles d'être entendus dans différents groupes.

L'empathie rend possible un leadership ouvert et garantit que chacun se sente vu et apprécié.

Comment équilibrer l'attention portée à soi et l'empathie

Les personnes très empathiques ont parfois du mal à fixer de bonnes limites : Ne ressentez pas leur douleur : Sachez ce que c'est et ressentez-la, mais ne la portez pas avec vous.

Ayez des moyens d'exprimer vos sentiments, comme faire de l'exercice, écrire dans un journal ou passer du temps dans la nature. "Non" est une forme d'attention portée à soi car vous ne pouvez pas aider les autres lorsque vous êtes trop fatigué pour faire quoi que ce soit. Dites "non" avec compassion lorsque vous n'avez pas l'espace mental pour être réellement utile. Une communauté d'aide :

Passez du temps avec des personnes qui comprennent et peuvent vous aider à vous sentir mieux chaque jour.

Un mot sur les manipulateurs

Malheureusement, certaines personnes simulent la détresse pour profiter de la sympathie des autres. Voici comment faire la différence entre un réel besoin et une manipulation : Cohérence : Les personnes qui manipulent les autres ont souvent un schéma d'"urgences" ou de faux chaos.

Leurs paroles peuvent faire paraître les choses graves, mais leurs actes ou leur langage corporel peuvent montrer autre chose. L'accent est mis sur COMMENT VOUS RÉAGISSEZ : Les manipulateurs veulent que vous vous sentiez obligé d'aider immédiatement.

Une véritable anxiété peut également vous faire sentir pressé, mais l'accent sera mis sur la difficulté des choses pour eux, et pas seulement sur votre réaction. Intuition : Lorsque vous sentez que quelque chose ne va pas, suivez votre instinct.

Le puissant charme de "se sentir ressenti" Les gens ont besoin de se sentir compris plus que toute autre chose. Lorsque vous répondez habilement au besoin de quelqu'un, vous rendez son expérience complètement merveilleuse et mémorable.

L'empathie sincère fait que les autres se sentent pris en charge et respectés, ce qui est l'un des traits les plus attrayants qu'une personne charismatique puisse avoir, c'est plus qu'une simple technique.

Exercices pour le chapitre 7

Changement de point de vue : Choisissez une personne avec qui vous n'êtes pas d'accord ou avec qui vous vous disputez souvent. Passez quinze minutes à essayer de voir les choses de son point de vue. Notez des idées ou des endroits où vous pensez que vous pourriez mieux comprendre quelque chose. Valider les sentiments difficiles : Pensez à quelque chose qui vous met en colère ou vous rend impatient la plupart du temps.

Maintenant, essayez d'imaginer ce que vous ressentiriez si vous le viviez. Écrivez trois à cinq phrases qui soutiennent les sentiments difficiles sans juger ni essayer de résoudre le problème. Ce que les gens ne disent pas : Lorsque vous parlez aux gens, faites attention à ce qu'ils disent et à leur façon de le dire.

Qui sait ce dont la personne a besoin et qu'elle ne dit pas ? Cela pourrait être de la compréhension, du respect ou de l'approbation.

Chapitre 8 : Humour et Esprit (Utiliser l'humour avec tact, développer votre sens du timing)

Utilisé correctement, l'humour peut être un outil très puissant pour ceux qui veulent être charmants. Il apaise les tensions, renforce les relations, vous permet de vous démarquer et ajoute de l'énergie positive aux interactions. En ajoutant juste la bonne dose de charme ou de chaleur authentique à vos conversations, vous pouvez passer du simple échange d'informations à des moments où vous vous connectez vraiment et vous vous amusez.

Comment le rire et la détente peuvent changer les choses Il ne s'agit pas seulement de faire des blagues. Un véritable humour charmant comprend un certain nombre de choses, telles que :

Rires partagés : Le rire est une chose sociale. Il rapproche les gens et les aide à se sentir faire partie d'un groupe.

Renforce les émotions positives : Le rire libère des substances chimiques qui améliorent le bonheur des gens, changeant l'énergie d'une conversation et laissant les gens se sentir heureux et connectés.

Diffuseur de tension : Lorsqu'elle est utilisée au bon moment, une blague ou un commentaire ludique peut dissiper la gêne et faciliter les conversations difficiles.

Se connecter avec les autres : Le rire montre votre côté humain, ce qui vous rend plus facile à aborder et à vous connecter avec les autres.

Signal d'intelligence : Votre esprit et votre humour montrent à quel point votre esprit est rapide et créatif, ce qui sont des traits très attrayants.

Différents types d'humour Pour voir combien de façons différentes il existe d'utiliser l'humour pour renforcer le charisme, examinons quelques types populaires :

Humour affiliatif : Cela aide les gens à créer des liens. Se faire des amis en faisant des blagues légères sur vous-même et les autres, en remarquant le côté amusant des choses de tous les jours et en trouvant le ridicule dans les expériences partagées rapprochent les gens.

Humour d'observation : C'est quand vous cherchez les choses drôles ou aléatoires de la vie quotidienne. Vous prenez quelque chose d'ennuyeux et le rendez amusant.

Jeux de mots : Les calembours, les jeux de mots intelligents et la recherche de liens inattendus dans le langage montrent que vous êtes intelligent et que vous aimez jouer.

Humour de situation : C'est quand vous regardez des événements aléatoires, des erreurs ou des coïncidences avec un sens de l'humour au lieu de la colère.

Reformulage positif : Être capable de voir le côté amusant des problèmes montre que vous êtes fort et que vous avez une vision positive de la vie.

Comment trouver votre voix drôle

Être authentique est la clé d'un humour engageant. Si vous essayez de vous adapter à un style qui ne correspond pas à votre personnalité, cela sonnera faux. Pensez à ce qui VOUS fait rire. Réfléchissez aux types d'humour que vous aimez naturellement. Il y a des indices là-dedans sur votre sens de l'humour.

Vos points forts : Êtes-vous doué pour raconter des histoires, trouver des phrases drôles ou trouver l'absurde dans les choses de tous les jours ? Utilisez ce que vous faites bien.

Faites attention : Le monde est plein de choses drôles, comme des liens perdus, des situations ironiques et des animaux qui font des bêtises. Apprenez à y prêter attention.

Remarque : Ceci N'EST PAS de l'humour charismatique ; c'est de l'humour méchant. Les insultes, le sarcasme ou les blagues sur les autres nuisent à la confiance et font que les gens ne s'apprécient pas.

Humour inapproprié : L'humour dépend de la situation. Les blagues sexuelles, les stéréotypes offensants ou les tentatives d'être drôle au mauvais moment peuvent très mal tourner.

Humour forcé : Forcer les blagues ou couper la parole aux gens tout le temps pour essayer d'être drôle est plus ennuyeux que charmant. Laissez l'humour venir naturellement.

Comment améliorer votre sens de l'humour charmant Lisez et réfléchissez : Regardez les personnes drôles ou attirantes dans votre vie. Qu'est-ce qui fonctionne dans leurs blagues?

Considérez l'expression, le timing et les types d'humour utilisés.

Commencez petit : Ne vous attendez pas à devenir un humoriste du jour au lendemain. Commencez par ajouter des commentaires amusants et des observations ludiques à ce que vous dites déjà.

À qui vous adressez-vous ? Adaptez vos blagues aux personnes et au contexte dans lequel vous vous trouvez. Il y a des moments où une blague qui fonctionne avec des amis proches pourrait ne pas fonctionner au travail.

La clé est la conscience de soi : Faites attention à la façon dont les gens réagissent. Un petit rire renforce votre sens de l'humour, tandis que des grillons vous indiquent que vous devez ajuster votre approche.

Utiliser l'humour pour raconter des histoires : Ajoutez de l'humour à vos histoires en inventant des choses, en trouvant de la comédie dans ce qui s'est passé ou en utilisant l'autodérision pour faire passer un message.

Tout dépend du moment Si vous racontez la blague la plus drôle au mauvais moment, elle ne fonctionnera pas. Pour qu'un humour charismatique fonctionne, le timing doit être parfait : Observez la salle : L'ambiance est-elle propice à un peu d'humour, ou devons-nous être sérieux et concentrés ? (Pour vous améliorer dans cette compétence, voir le chapitre 6). Ne forcez pas : N'inventez pas une blague juste parce que vous le pouvez.

Faites une pause pour l'effet : Une bonne pause avant un commentaire drôle ou une chute crée de l'attente. "Battre le fer tant qu'il est chaud" signifie agir rapidement sur une opportunité amusante qui se présente. Si quelque chose se présente, soyez prêt à la saisir.

Améliorer votre présentation La plupart du temps, moins c'est plus : Bouger votre corps ou parler trop fort peut nuire à l'humour. Parfois, une approche subtile fait une différence plus drôle. L'élément de surprise : Les choses les plus drôles se produisent souvent lorsque quelqu'un dit quelque chose d'inopinément drôle ou parfaitement chronométré et impassible. Quand se retenir : Un regard entendu ou un sourire après un commentaire drôle permet à la personne de savourer le moment, ce qui renforce l'effet.

Comment utiliser l'humour dans les situations difficiles

Lorsqu'il est utilisé correctement, l'humour peut vous aider à traverser des moments difficiles : Reconnaissez votre maladresse: Vous avez glissé de la scène en faisant un discours?

Dites quelque chose de court et de drôle sur vous-même pour vous détendre et vous rendre plus humain, puis continuez en toute confiance. Gérer les interactions difficiles : Un commentaire amusant (mais pas sarcastique) sur une frustration partagée peut vous aider à vous entendre avec un client difficile ou un collègue grincheux. Une perspective saine est que l'humour nous aide à faire face aux problèmes. Trouver le côté amusant d'une mauvaise situation est un talent qui vous rend fort et motive ceux qui vous entourent.

Pourquoi la sincérité est importante

La gentillesse sincère et le désir de rendre les autres heureux rendent l'humour plus attrayant. Réfléchissez à : Amusez-vous avec, pas au détriment de : Essayez d'être drôle d'une manière qui fait rire les autres, pas d'une manière qui fait d'une personne la cible. Avec de bonnes intentions : Utilisez-vous l'humour pour apprendre à connaître quelqu'un ou pour le rabaisser de manière sournoise ? Ce qui vous motive intérieurement est important. Moquez-vous de vous-même : Être capable de se moquer de ses propres défauts de manière amusante montre que vous êtes humble et vous rend très sympathique.

Un mot sur la recuperation

Les personnes très charmantes trébuchent parfois. Il est normal de faire des blagues ou d'utiliser un humour qui ne passe pas bien:

Reconnaissez l'erreur : Il est bien mieux de dire : "Eh bien, ça n'a pas très bien fonctionné", que d'ignorer la gêne. Ne vous attardez pas : Cela empire lorsque vous vous excusez trop. Parlez-en brièvement, puis passez à autre chose en toute confiance. Apprenez et améliorez-vous : Réfléchissez à la raison pour laquelle l'humour n'a pas fonctionné. Qu'est-ce que c'était ? Quand était-ce ? Comment a-t-il été présenté ? Utilisez ce que vous avez appris pour améliorer vos compétences à l'avenir.

Exercices du chapitre 8

Pour le plaisir et la motivation Commencez une collection de citations drôles, d'observations intelligentes ou d'événements qui vous font rire. Examinez ce qui les fait fonctionner. Changez le défi : Pensez simplement à une contrariété récente. Y a-t-il ne serait-ce qu'un tout petit peu d'humour ou d'absurdité dans ce qui se passe?

Améliorez-vous à l'expliquer de manière amusante.

Observation ludique : La prochaine fois que vous devrez faire la queue ou attendre dans les embouteillages, profitez-en pour pratiquer votre humour. Trouvez des détails étranges, des échanges bizarres ou des moments ironiques, puis pensez à des choses amusantes à dire à leur sujet.

N'oubliez pas que l'humour est un excellent moyen de faire preuve de charme, mais ce n'est pas le seul outil à votre disposition.

De plus, la base solide d'empathie, de bonne écoute et de désir réel de vous connecter que vous avez construite dans les chapitres précédents le rend encore plus efficace.

Chapitre 9 : Leadership Authentique (Inspirer et motiver les autres)

Alors que les leaders viennent de tous les styles de personnalité, ceux qui possèdent une aura de charisme ont une chose en commun : l'authenticité. Le vrai leadership ne concerne pas un titre ou un bureau d'angle, il s'agit de votre capacité à inspirer, à motiver et à faire ressortir le meilleur de ceux qui vous entourent. Lorsque vos actions s'alignent parfaitement avec vos valeurs, votre passion devient contagieuse et votre vision gagne un puissant pouvoir d'attraction.

Pourquoi l'authenticité est la clé du leadership charismatique Favorise la confiance : À une époque de cynisme, les gens recherchent l'authenticité. Lorsque vos paroles et vos actions s'alignent de manière cohérente, cela renforce la confiance profonde, le fondement essentiel pour que les gens suivent sans réserve votre exemple. Crée la loyauté : Les gens ne travaillent pas simplement pour un chèque de paie ; ils veulent croire en leur leader et en la mission dont ils font partie. Les leaders authentiques créent un sentiment d'objectif qui favorise une loyauté au-delà de la simple conformité.

Améliore la communication : La capacité de communiquer clairement, avec vulnérabilité et de manière persuasive est amplifiée lorsque les gens font confiance à la source. L'authenticité insuffle de la crédibilité à votre message. Attire les talents : Les personnes les plus talentueuses veulent travailler avec des leaders intègres qui partagent leurs valeurs et soutiendront leur croissance. L'authenticité agit comme un puissant aimant.

Les caractéristiques d'un leader authentique

Le leadership authentique ne consiste pas à copier un modèle. Il évolue à partir de la base des compétences de renforcement du charisme que nous avons explorées jusqu'à présent : Connaissance de soi approfondie : (Chapitre 1) Comprendre vos valeurs, vos forces et vos angles morts est crucial pour rester fidèle à vous-même tout en dirigeant les autres. Communication transparente : L'honnêteté, même lors de la transmission de messages difficiles, renforce la confiance et le respect.

Reconnaissez vos erreurs, soyez ouvert aux commentaires et évitez de déformer la vérité. Action axée sur les valeurs : Ne vous contentez pas de prêcher un système de valeurs, vivez-le. Vos actions doivent refléter de manière cohérente vos idéaux déclarés pour créer un alignement et inspirer les autres à faire de même.

Connexion empathique : (Chapitre 7) Comprendre les besoins et les motivations des membres de votre équipe vous permet de fournir un soutien ciblé, des encouragements et de créer un sentiment d'appartenance. Esprit de croissance : (Chapitre 2) Les leaders charismatiques n'arrêtent jamais d'apprendre. L'humilité, la soif de connaissances et l'adaptation aux circonstances changeantes modélisent l'amélioration continue de soi pour toute l'équipe.

Développer votre présence de leadership authentique

Voici comment cultiver ces éléments essentiels : Honnêteté sans compromis avec vous-même : Mettez de côté les "devrait" et les attentes de la société. En quoi croyez-VOUS vraiment ? Quel est VOTRE style de leadership ? Soyez brutalement honnête. Joignez le geste à la parole : Chaque action, chaque e-mail et chaque interaction renforce ou érode votre authenticité en tant que leader. Si vous préconisez le travail d'équipe, ne jouez pas aux favoris et ne vous attribuez pas tout le mérite.

La vulnérabilité est un courage : Les leaders charismatiques ne sont pas des robots.

Partager les luttes passées, admettre les erreurs et demander de l'aide montre votre humanité et crée une culture où les autres peuvent faire de même en toute sécurité. Les commentaires sont votre ami : (Chapitre 1) Sollicitez régulièrement des commentaires honnêtes de la part de votre équipe. Êtes-vous à la hauteur de vos idéaux ? Où pouvez-vous vous améliorer ? Le but plutôt que la position : Concentrez-vous sur la mission et l'impact que vous avez, pas sur votre titre ou vos symboles de statut.

Ce genre de position axée sur un objectif est incroyablement inspirant.

Leadership charismatique en action Explorons comment cela se traduit dans des scénarios de leadership réels : Déléguer authentiquement : Responsabilisez votre équipe en alignant les tâches avec les forces, en fournissant les ressources nécessaires et en leur faisant confiance, tout en restant disponible pour les guider. Motiver par le sens : Au lieu de vous appuyer uniquement sur les menaces ou les bonus, faites le lien entre les tâches individuelles et l'impact "global" pour favoriser la motivation intrinsèque.

Résoudre les conflits : Cherchez activement à comprendre toutes les parties (empathie !), trouvez un terrain d'entente et facilitez des solutions qui donnent la priorité au respect de toutes les personnes impliquées. Gérer le changement : Reconnaissez la difficulté des transitions, donnez des mises à jour honnêtes et impliquez votre équipe dans la recherche de solutions.

Cela renforce la confiance pendant les périodes d'incertitude. Mentorat : Identifiez et encouragez le potentiel chez les autres. Votre confiance dans les capacités de quelqu'un peut changer sa vie et créer une incroyable fidélité à long terme.

Quand le charisme a un devoir éthique Il est possible d'utiliser le charisme à des fins néfastes, comme tout autre outil puissant. Les leaders véritablement authentiques ont une immense responsabilité d'utiliser leur pouvoir avec sagesse :

Manipulation vs. Inspiration : Utilisez-vous des techniques de persuasion pour obtenir une véritable adhésion, ou poussez-vous sournoisement votre objectif, peu importe l'impact sur les autres ? Parfois, la ligne est floue, alors surveillez vos intentions.

Mentalité de service : Il ne s'agit pas de gloire pour un vrai leader, mais de service. Prêtez attention à la croissance de l'équipe et à ses performances globales, pas seulement à vos propres éloges.

Effets à partir de maintenant : Réfléchissez à l'impact à long terme de vos choix. Renoncer à la morale pour des gains à court terme nuira à votre charisme et à la base de votre leadership à long terme.

Quand les gens testent vos valeurs Dans certaines situations, rester fidèle à vos idéaux semblera coûteux ou impossible. C'est dans ces moments que les grands leaders brillent vraiment :

La volonté de partir : Si votre travail vous oblige à faire régulièrement des choses contraires à votre morale, réfléchissez à l'impact de votre maintien, même si cela serait bénéfique pour vos finances ou votre réputation.

Dites ce que vous croyez : Ne suivez pas simplement la foule sans rien dire. S'exprimer poliment contre quelque chose pourrait conduire à un changement positif, même s'il ne modifie pas immédiatement le résultat.

Donnez l'exemple : Être fidèle à vos idéaux est une façon discrète mais puissante de diriger, même lorsque vous n'avez pas beaucoup de pouvoir. Cela inspire les autres à faire de même.

Un mot ou deux sur le "syndrome de l'imposteur" Parfois, même les plus grands leaders se sentent comme des imposteurs. Voici comment réagir face à vos doutes :

Vous n'êtes pas seul : Presque tout le monde souffre du syndrome de l'imposteur de temps en temps. Reconnaître sa fréquence l'empêche de nuire à votre succès.

Concentrez-vous sur votre impact : Au lieu de vous attarder sur vos supposées faiblesses, pensez aux changements réels que vous apportez et aux commentaires positifs que vous recevez.

Le mentorat est important : Trouvez des personnes ayant vécu la même chose que vous. Leurs conseils vous aideront à comprendre que votre expérience est normale et vous apporteront un soutien précieux.

Exercices sur les valeurs au chapitre 9

Pour être clair : Notez les cinq idéaux les plus importants que vous défendez en tant que leader. Maintenant, imaginez un moment ou un lieu, passé ou futur, où ces valeurs ont été mises à l'épreuve. Réfléchissez à la manière dont vous géreriez réellement une telle situation éthique. Évaluation des commentaires : Demandez à trois à cinq membres de votre équipe d'évaluer votre authenticité en tant que patron sur une échelle de un à dix.

Demandez-leur de citer un domaine où vous excellez et un domaine où vous pourriez vous améliorer. Communication ciblée : Trouvez des moyens de relier les tâches quotidiennes des membres de votre équipe aux objectifs plus larges du projet ou de l'organisation. Essayez-les lors de la prochaine réunion d'équipe.

N'oubliez pas qu'être charismatique ne signifie pas être parfait, mais être vrai. Cela va au-delà de tout titre de leadership pour attirer des personnes qui recherchent constamment la croissance par un désir sincère de faire une différence positive.

Chapitre 10 : Gérer les situations difficiles (Conflict Resolution, Grace Under Pressure)

Il est possible que même la personne la plus charismatique puisse faire face à des conditions difficiles. Les personnes charismatiques sont capables de gérer les conflits avec grâce, de régler les différends de manière constructive et de rester calmes sous pression. Les gens qui ne sont pas charismatiques perdent facilement leur cool. Voici quelques choses que vous pouvez faire pour vous assurer que vous brillez même lorsque les choses deviennent rudes.

L'avantage charismatique dans les situations difficiles
Garder votre cool: Votre capacité à garder votre cool quand tout le monde est en train de le perdre montre que vous êtes confiant et digne de confiance.
Conflict as a Chance : Parler de choses difficiles peut conduire à la croissance, à la compréhension et à des liens plus forts. Les gens qui sont charismatiques les approchent de cette façon.
Capacité à résoudre des problèmes: Lorsque les choses vont mal, vous pouvez souvent montrer à quel point vous êtes bon à résorber des problèmes et à travailler avec les autres en tant que leader.

Comment gérer les conflits : les bases
Comment écouter activement (Chapter 5) Avant de décider quoi dire, assurez-vous que vous comprenez vraiment le point de vue de l'autre personne. Ne jugez pas leurs sentiments, reconnaissez-les.

Clarté de la communication: Soyez assertif lorsque vous parlez de vos souhaits et de vos points de vue, pas agressif. Évitez de blâmer les autres en utilisant les mots "je" et soyez clair sur ce que vous voulez qu'il arrive.

La clé est l'empathie : Chapitre 7 : Se mettre dans les chaussures de l'autre est une façon courante d'arriver au fond d'un désaccord. Essayez de mieux se comprendre pour trouver un terrain commun.

Comment faire face au conflit entre différentes personnalités

The Hothead : Parlez-leur d'une manière calme et collective quand ils sont en colère. Accepter qu'ils sont en colère et travailler à trouver des réponses au lieu de les blâmer.

Le constructeur de mur: Ne soyez pas effrayé par leur silence. Poser des questions supplémentaires est un bon moyen de les faire parler et de maintenir la conversation ouverte.

Le plaignant qui ne s'arrête jamais: Faites attention à la réparation des problèmes. Aidez-les à arrêter de ventiler et à commencer à trouver des idées qu'ils peuvent réellement utiliser.

La personne qui contrôle : (Chapter 7) Définir des limites sans avoir peur de le faire. Dites ce dont vous avez besoin et ne laissez pas les gens tenter de contrôler vos émotions.

Comment maîtriser la grâce sous le stress

Rester cool sous pression est un signe de charme. Comment le faire:

Se préparer est la clé : Se préparer réduit le stress. Pensez aux problèmes possibles et pratiquez comment les résoudre à l'avance.

N'oubliez pas de respirer: Votre rythme cardiaque ralentit lorsque vous respirez profondément et attentivement. Cela va calmer votre système nerveux et vous aider à penser plus clairement.

Sentez-vous bien en parlant vous-même: Utilisez des mantras d'autonomisation pour lutter contre l'autodiscours négatif. "Je peux gérer ça", ou peut-être "Je suis sûr de ma capacité à gérer cette situation."

Faites attention à vos sentiments: Quand les choses vont mal, il est normal de se sentir effrayé ou en colère. Essayer de cacher ses sentiments ne sert à rien. Faites-leur savoir que vous les entendez, mais ne leur laissez pas décider comment vous réagissez.

Des façons charismatiques de calmer les choses
Voici quelques façons utiles de calmer une situation en colère:

Faire des miroirs et des matchs: Refléter le langage corporel de l'autre personne et la vitesse de la parole d'une manière subtile vous fait vous sentir connecté et moins hostile.

Accepter ce qu'ils ressentent : Accepter ce qu'ils ressentent sans les juger. "Je peux voir que c'est frustrant pour vous", ou peut-être "C'est comme si vous vous sentez inouï."

Méthode d'enregistrement cassé: Si quelqu'un tente de vous sortir de la voie ou d'une réaction émotionnelle, répétez votre point principal dans une voix calme et ferme.

Utilisez l'humour (attentivement) : Un commentaire heureux et drôle peut parfois soulager l'humeur et faire place à une conversation plus utile (see Chapter 8 for tips on how to use humor correctly).

La bonne façon de dire pardon
Parfois, même quand les gens pensent bien, les choses deviennent pires. Voici une façon charmante de dire pardon:
La sincérité est très importante : quand vous dites que vous êtes désolé, vous prenez la responsabilité et montrez que vous avez regretté.

N'essayez pas d'expliquer ou de déplacer la culpabilité.
La réparation est importante : au lieu de se reposer sur le passé, donnez des solutions ou faites des corrections afin que les choses puissent avancer de bonne façon.

Croître et apprendre: Pensez à ce que vous avez fait qui a contribué au conflit et comment vous pouvez mieux gérer des scénarios similaires à l'avenir.

Comment et quand partir et s'éloigner
Traiter les conflits est un moyen puissant de montrer le charisme, mais parfois la meilleure chose à faire est de partir poliment. Pensez à mettre fin à la relation si: La personne est très instable ou abusive; Vous devriez d'abord prendre soin de votre propre santé.

Quand les choses deviennent personnelles: Essayez de ne pas vous impliquer dans des appels ou des attaques émotionnelles.

Plus de conversation ne semble pas aider: Si l'autre personne ne veut pas écouter ou trouver un terrain commun, une pause prévue peut donner à tout le monde une chance de se calmer et de parler du problème à nouveau.

Des choses spéciales à penser sur la critique constructive : être capable de donner et de recevoir des commentaires avec charisme est important pour trouver des solutions. Lorsque vous donnez des commentaires, soyez gentil et concentrez-vous sur des façons concrètes et pratiques d'améliorer. Lorsque vous recevez des commentaires, faites attention, posez des questions pour vous aider à comprendre, et ne vous fâchez pas.

Problèmes de performance : Traiter les problèmes de performance nécessite un équilibre entre être direct et montrer de l'empathie. Montrez la preuve, créez des objectifs clairs pour l'amélioration et fournissez des outils d'appui.

Échecs en public : Lorsque vous faites une erreur en public, ne vous éloignez pas ou ne vous fâchez pas. Prenez la responsabilité de l'erreur, dites pardon si nécessaire, puis passez à prendre des mesures pour résoudre le problème et reconstruire la confiance.

Ne pas perdre votre froid quand les choses vont mal Les mauvaises choses arrivent de l'intérieur. Le charme à long terme repose sur la façon dont vous réagissez :

N'ayez pas honte de le posséder: Essayer de nier ou de déplacer la culpabilité nuit à votre crédibilité. Admettons le problème d'une manière calme, puis tournez votre attention vers la recherche de réponses.

Ne devenez pas défensive. Prenez quelques respirations profondes avant de réagir. Dites en toute tranquillité que vous avez besoin de temps pour réfléchir.

Le point de vue est puissant -- Cela va-t-il se passer dans un an? Cela vous aide à changer la façon dont vous pensez à la situation et à agir de manière raisonnable.

Concentrez-vous sur ce que vous pouvez changer: Penser à des choses que vous ne pouvez pas changer vous draine de l'énergie. Vous devriez plutôt utiliser cette énergie pour faire quelque chose.

Pourquoi le soin de soi est important

Même les personnes les plus charismatiques peuvent se fatiguer de faire face à beaucoup de scénarios de haute pression. Faites du soin de soi une priorité pour vous assurer que vous avez la force mentale et émotionnelle pour gérer les choses avec grâce :

Techniques pour faire face au stress: Vous pouvez construire la force émotionnelle en faisant des exercices de respiration profonde, la méditation, passer du temps dans la nature, ou l'exercice fréquent.

Définir des limites est bon pour vous: Sachez quelles sont vos limites. Quand vous vous sentez trop occupé, il est bon de prendre une pause ou de donner du travail à quelqu'un d'autre.

Réseau de support: Entourez-vous de personnes positives et dignes de confiance qui peuvent vous aider à la fois avec des problèmes pratiques et mentaux lorsque vous rencontrez des problèmes.

Amusez-vous avec vos gains: Célébrez vos victoires, peu importe à quel point elles sont petites, pour combattre les préjugés négatifs et vous sentir mieux sur votre valeur personnelle.

Transformer les expériences difficiles en choses qui vous rendent plus charmant

Vous êtes plus attrayant chaque fois que vous traitez une situation difficile avec de l'habileté:

S'améliorer grâce à l'expérience Pensez à ce que vous avez appris. Aurais-tu pu faire autrement? Quelles compétences avez-vous améliorées?

Compétence démontrée: Bien gérer les problèmes montre que vous êtes résilient, un résolveur efficace des problèmes et dévoué à trouver des solutions. Cela améliore votre image de leader digne de confiance.

L'empathie augmente: Faire face à vos propres problèmes vous rend plus empathique, ce qui vous aide à établir des connexions plus fortes et à avoir plus d'impact.

Exercices pour le chapitre 10
Se préparer aux défis : Pensez aux problèmes que vous pourriez rencontrer avec un événement ou un travail à venir. Faites un court plan de la façon de réagir ou de ce qu'il faut dire.

Difficile d'identifier la personne: Pensez à quelqu'un qui vous fait toujours vous sentir mal. Regardez comment ils se comportent et comment ils vous parlent. Comment pouvez-vous réagir attentivement pour atténuer leur effet?

Travaillez sur votre équilibre: Commencez un chronomètre de trois minutes. Pensez à un événement stressant. Maintenant, racontez l'histoire à haute voix, en veillant à rester calme et à vous concentrer sur la recherche d'une réponse.

Chapitre 11 : Gestion du rejet et de la critique

Les bonnes choses et les mauvaises choses qui se produisent dans la vie en font une course sauvage. Les commentaires négatifs et le rejet provoquent souvent ces chocs, qui nous font nous sentir déçus et nous font remettre en question nos itinéraires. Ne t'inquiète pas! Ces mauvaises situations sont parmi les meilleurs enseignants de la vie. Nous pouvons utiliser le rejet et la rétroaction pour grandir et devenir plus forts si nous avons la bonne mentalité et les bons outils.

Comment le rejet fait mal

Il existe différents types de rejet. Il pourrait s'agir d'un intérêt amoureux non remboursé, d'une demande d'emploi refusée, d'un livre renvoyé par un éditeur, ou d'une critique sévère de votre travail. Le rejet fait mal de toute façon. Cela nuit à notre estime de soi et peut nous faire douter de nous-mêmes.

Qu'est-ce que c'est que le rejet? Il fait appel à notre besoin fondamental de nous sentir appartenir et d'être acceptés. Nous avons besoin de relations et d'approbation parce que nous sommes des êtres sociaux. Le rejet envoie le message opposé, vous faisant vous sentir honteux, seul, et douteux de vos propres capacités. Une autre chose est une chance manquée, un espoir brisé ou un rêve, qui peut être difficile à prendre.

Comment comprendre la critique

Comme le rejet, la critique peut être difficile à accepter. Quand quelqu'un nous dit quelque chose sur nous-mêmes, notre travail, ou nos pensées qu'il pense être défectueux. Nous pouvons devenir défensifs lorsque nous avons l'impression que quelqu'un nous attaque personnellement à cause de la critique. Mais il est utile de connaître la différence entre ces types de critiques : Aidez-nous à nous améliorer en nous donnant des commentaires constructifs. Ce genre de conseil vient généralement d'un bon endroit ou d'une personne professionnelle qui peut aider. Lorsque vous donnez des commentaires destructeurs, vous essayez de mettre quelqu'un en dessous ou de les dévaluer. Il n'est souvent pas clair, attaque les personnages, et n'offre pas de bonnes idées. Aucune critique n'a été demandée: Même si la personne qui vous donne des commentaires signifie bien, il peut toujours se sentir comme ils envahissent votre espace.

Se tenir à l'écart des critiques

S'éloigner de l'environnement est la première chose que vous devez faire pour faire face à la fois au rejet et à la critique. N'oublie pas que tu n'es pas ton travail. Refuser une idée ne signifie pas toujours quelque chose de mauvais pour vous en tant que personne. Les gens ont des opinions différentes. La plainte d'une personne ne montre pas ce qui se passe réellement. Il est important de prendre le temps de vérifier la vérité. Il est facile pour notre évaluateur intérieur de prendre le contrôle lorsque nous ressentons la douleur du rejet ou de la critique. Rappelez-vous les bonnes choses sur vous-même et les compétences que vous avez déjà montrées.

Traiter les effets émotionnels

 Avant que vous puissiez réagir positivement à la critique ou au rejet, vous devez faire face à la façon dont cela vous fait vous sentir. Garder tes pensées à l'intérieur ne les aidera pas à s'enfuir. Voici une façon saine de gérer les choses:

Accepte que ça fait mal. Essayer de réduire la douleur ne fera que la prolonger. C'est normal d'être triste, en colère ou déçu. Prends soin de toi. Prenez soin de vous comme si vous étiez un ami qui traverse la même chose. Faites des choses qui vous font vous sentir mieux, et ne dites pas de mauvaises choses à vous-même. Parle à quelqu'un en qui tu crois. Parler de cela avec un ami ou un membre de la famille qui écoutera peut vous aider à vous sentir moins seul dans vos sentiments.

Attendez un peu. N'aie pas l'impression d'avoir à revenir sur la piste tout de suite. Prenez le temps de réfléchir à ce qu'il faut faire.

Comment transformer le rejet en direction

Une fois que votre réaction hormonale initiale s'est estompée, il est temps de commencer à transformer le rejet en quelque chose de positif. Voici comment :

Demandez des commentaires si vous le pouvez. Si le rejet est accompagné d'une raison, réfléchissez-y attentivement. Y a-t-il quelque chose que vous avez bien fait que vous pourriez améliorer la prochaine fois ? Si ce n'est pas le cas, vous pouvez les contacter pour obtenir des commentaires plus précis. Réfléchissez à la pertinence. Malheureusement, le rejet peut nous empêcher de suivre un chemin qui ne correspond pas à nos objectifs ou à notre personnalité. Considérez cela comme une pratique. Chaque "non" vous rapproche d'un "oui". Vous vous renforcez et vous améliorez dans ce que vous faites. N'abandonnez pas. Si c'est vraiment important pour vous, changez de plan et réessayez, soit avec le même objectif en tête, soit en vous orientant légèrement vers quelque chose d'autre. Trouvez les portes qui sont ouvertes. Un retour négatif peut conduire à de nouvelles opportunités qui sont bien meilleures pour vous à la fin.

Comment gérer les critiques de manière positive

Nous pouvons apprendre à trouver des informations utiles dans les commentaires et les utiliser pour nous améliorer dans ce que nous faisons, même si cela fait mal. Procédons étape par étape :

Temps de refroidissement. Prenez du recul si les commentaires vous mettent en colère immédiatement. Respirez profondément et calmez-vous avant de commencer. Prenez les bonnes choses et laissez les mauvaises. Est-ce que certains commentaires ont du sens, même s'ils ont été mal formulés ? Peu importe si c'est une attaque totale.

Essayez de trouver des schémas. Différentes sources de commentaires vous disent-elles toujours la même chose ? Cela pourrait être un point faible à éclaircir.

Parlez à quelqu'un d'autre. Si vous n'êtes pas sûr, demandez un deuxième avis à un collègue, un mentor ou un ami dont vous appréciez l'opinion.

Prenez en charge votre croissance. Si des commentaires constructifs vous montrent où vous pouvez vous améliorer, soyez reconnaissant ! Suivez-les pour devenir encore meilleur. Merci pour le commentaire (si cela a du sens). Dans les situations professionnelles, un simple "

Merci pour vos commentaires, j'y réfléchirai" fait beaucoup. Cela ne signifie pas que vous êtes entièrement d'accord, mais cela montre que vous êtes un adulte.

Perméabilité sélective : comment bien faire

Tous les commentaires ne se valent pas. Il y a des moments où les avis ou les commentaires que nous recevons sont tout simplement... faux. Ils ne comprennent pas notre travail, sont basés sur des préférences personnelles ou proviennent des propres problèmes du critique. Nous devons apprendre à laisser passer certaines choses de manière sélective et à absorber d'autres.

Voici comment : Examinez la source. Cette personne possède-t-elle des connaissances ou une compréhension particulières qui rendent son opinion plus précieuse ? Est-ce une question de goût ou de qualité ? L'opinion des gens sur votre style d'écriture est différente. Il est cependant plus difficile d'ignorer une critique qui signale une incohérence dans l'intrigue.

Est-ce que cela a du sens ? Faites confiance à votre instinct. Vous n'avez pas à donner du pouvoir à la critique si vous savez qu'elle n'est pas vraie.

Renforcer votre muscle de résistance au rejet Il y aura plus de rejet et de critique dans votre vie, c'est un fait. Se mettre en avant signifie faire face à cela. La résilience est comme un muscle qui se renforce lorsqu'on l'utilise. Voici comment entraîner le vôtre :

Changez votre perspective. Considérez le rejet comme une partie normale et même essentielle de la croissance. Voyez les commentaires comme des informations potentiellement utiles si elles sont triées correctement. Appréciez les petites victoires. Concentrez-vous sur les bonnes choses que vous faites plutôt que sur l'objectif lointain. Chaque soumission et chaque tentative est une victoire en soi. Obtenez de l'aide des autres.

Vous avez besoin de personnes dans votre vie qui vous soutiennent, croient en vous et vous rappellent vos forces. Inspirez-vous des pros. Tant de grands noms ont été rejetés à maintes reprises. Laissez leurs histoires vous motiver à persévérer. Réfléchissez à ce que vous pouvez changer.

Vous ne pouvez pas changer ce que les autres pensent, mais vous pouvez changer vos efforts, votre amélioration et votre façon de gérer les revers.

Quand la critique va trop loin

Il arrive que les commentaires se transforment en intimidation ou en harcèlement. Cela ne peut jamais être toléré. Si quelqu'un continue à faire des commentaires cruels sur vous ou si sa "critique" vous met mal à l'aise, vous devez adopter une approche différente :

Fixez des limites. Indiquez clairement que le comportement n'est pas utile et que vous n'y participerez pas. Bloquez ou prenez du recul. Ne nourrissez pas les trolls et le pessimisme, surtout en ligne.

Votre santé mentale est plus importante. Notez tout. Vous pourriez avoir besoin de ce compte rendu si les choses s'aggravent. Demandez de l'aide ou signalez.

Parlez à une figure d'autorité de confiance, aux RH s'il s'agit d'un problème lié au travail, ou utilisez les outils de signalement du site. C'est votre parcours, en fin de compte. Vous seul pouvez décider de l'importance que vous accordez aux opinions des autres.

Oui, vous serez rejeté en cours de route. Les gens diront des choses négatives. Mais il y aura aussi des victoires, des alliés et de grands progrès.

Ne laissez pas la peur du rejet vous empêcher de poursuivre vos rêves. Continuez à travailler sur votre art et n'hésitez pas à demander des commentaires qui vous aideront à grandir.

Votre superpouvoir est la résilience, et elle se renforce à chaque fois que vous surmontez un obstacle.

Chapitre 12 : Le pouvoir de la vulnérabilité (Trouver la force en montrant votre côté humain)

En ce moment, les gens accordent de l'importance à la beauté et à l'idée qu'ils ont tout ensemble. Nos flux de médias sociaux sont pleins de moments forts soigneusement choisis, et nous avons souvent l'impression que nous devons montrer que nous réussissons tout le temps.

Mais il y a une vérité profonde derrière cet extérieur poli : le vrai pouvoir réside dans le fait d'être vulnérable. Être vulnérable signifie être prêt à être soi-même, même lorsque c'est compliqué ou effrayant. Il s'agit d'être ouvert sur nos défauts, nos problèmes et notre besoin de se connecter avec les autres.

Les gens pensent souvent qu'être vulnérable est un signe de faiblesse, mais c'est en fait l'une des choses les plus courageuses et les plus transformatrices que nous puissions faire.

Pourquoi nous avons peur d'être faibles

Pourquoi luttons-nous contre le fait d'être vulnérables si c'est si puissant ? Examinons les raisons les plus courantes pour lesquelles nous protégeons nos cœurs : Peur d'être jugé. Lorsque nous parlons de nos défauts, nous craignons que les gens ne nous aiment pas ou ne se moquent de nous.

Peur d'être rejeté. Nous avons peur que les gens ne veuillent pas du tout se connecter avec nous s'ils voient qui nous sommes vraiment. Vouloir être parfait. Nous avons des normes irréalistes pour nous-mêmes parce que nous pensons que montrer un signe de faiblesse est mauvais.

Expériences passées. Si quelqu'un nous a blessé ou nous a fait honte après avoir été vulnérables, nous apprenons naturellement à mettre des murs pour nous protéger. Messages culturels. La vulnérabilité est considérée comme un signe de faiblesse dans de nombreux pays, en particulier chez les hommes qui sont censés toujours avoir l'air forts et en contrôle.

L'étrange cas de la vulnérabilité

La chose la plus ironique à propos de la vulnérabilité est que la chose que nous craignons le plus, laisser les gens nous voir, est ce qui rassemble les gens, rend les relations plus fortes et nous aide à atteindre notre plein potentiel. Voici pourquoi : Être vrai aide les gens à créer des liens.

Pour une raison quelconque, les gens nous croient davantage lorsque nous sommes réels. Ces personnes se voient dans nos luttes et se sentent suffisamment en sécurité pour partager les leurs. La vulnérabilité inspire les autres.

Être honnête à propos de nos luttes donne l'impression que tout le monde le fait aussi. Cela libère les gens pour être eux-mêmes. Elle encourage l'innovation. La vulnérabilité est cruciale pour prendre des risques, essayer de nouvelles choses et se relever après un échec, autant d'éléments nécessaires pour accomplir un travail véritablement révolutionnaire.

Elle favorise l'auto-découverte. La vulnérabilité nous invite à réfléchir sur nous-mêmes, à accorder plus d'attention à nos sentiments et à prendre des décisions plus alignées avec qui nous sommes vraiment.

Un guide étape par étape pour embrasser la vulnérabilité

C'est une chose de décider d'être plus ouvert, c'en est une autre de le faire. Voici quelques étapes à suivre : Commencez petit. Vous n'avez pas besoin de partager vos pensées les plus profondes avec tout le monde tout de suite. Partagez quelque chose d'un peu plus privé que d'habitude avec quelqu'un de sûr.

Observez la réaction. Affrontez votre critique intérieur. Lorsque ces pensées négatives surgissent ("Ils vont penser que je suis faible", etc.), reconnaissez qu'elles proviennent de la peur et rappelez-vous les aspects positifs qui pourraient découler de l'ouverture et de la vulnérabilité. Concentrez-vous sur la connexion.

Au lieu de vous inquiéter de la façon dont les autres vous percevront, concentrez-vous sur l'établissement d'une véritable connexion avec la personne avec qui vous êtes honnête. Entraînez-vous dans un espace sûr. Avant de vous dévoiler dans des situations à enjeux élevés, essayez d'être vulnérable avec des amis, de la famille ou même un thérapeute qui vous soutiendra. Choisissez judicieusement.

Vous n'êtes pas obligé d'être vulnérable avec tout le monde. Utilisez votre meilleur jugement pour décider à qui vous pouvez faire confiance. Soyez conscient des limites des autres et respectez-les. La vulnérabilité est un échange. Si quelqu'un n'est pas prêt à s'ouvrir, ne le forcez pas.

Recadrez l'échec comme une opportunité d'apprentissage. C'est lorsque nous échouons que nous apprenons le plus. Savoir qu'il est acceptable d'échouer au début vous rend plus à l'aise avec l'ouverture et la vulnérabilité.

Risques potentiels dans plusieurs domaines

Dans différents aspects de la vie, la vulnérabilité se manifeste (et porte ses fruits!) de différentes manières : Relations: Lorsque vous dites à quelqu'un ce que vous ressentez vraiment, que vous acceptez vos torts et que vous demandez de l'aide, vous construisez la confiance et l'intimité. Leadership: Les gens ne pensent pas moins des leaders qui font preuve de vulnérabilité; au contraire, ils les apprécient et les suivent, et ils encouragent une culture d'ouverture et de travail d'équipe.

Créativité: Être vraiment créatif exige de prendre des risques et de sortir de sa zone de confort. S'exprimer honnêtement et trouver son propre style artistique nécessite de la vulnérabilité. Gestion des conflits: Reconnaître sa part dans les disputes et être ouvert à la perspective de l'autre transforme la défensive en conversation constructive. Acceptation de soi: Notre capacité à être vulnérable nous aide à accepter nos défauts, à aimer toutes nos facettes et à construire une solide estime de soi.

La vulnérabilité est une superpuissance

Lorsque nous embrassons nos vulnérabilités avec conscience et intention, elles nous confèrent des superpouvoirs insoupçonnés : Résilience: Les personnes à l'aise avec leur vulnérabilité surmontent les pertes plus rapidement. Elles reconnaissent que les difficultés sont normales, mais ne les laissent pas les définir. Empathie: S'autoriser à être ouvert nous aide à comprendre et à nous connecter aux expériences des autres.

Cela favorise la compassion et réduit le jugement. Connaissance de soi: La vulnérabilité permet l'introspection en demandant de l'aide, en admettant ses erreurs et en affrontant ses peurs. Cela améliore la compréhension de soi et la prise de décisions.

Confiance (la bonne sorte): La véritable confiance ne signifie pas l'absence d'échecs; elle signifie savoir que l'on est assez fort pour y faire face et que notre valeur ne dépend pas du regard des autres.

Exemples inspirants de vulnérabilité

À travers l'histoire et dans notre quotidien, nous rencontrons de nombreux exemples de vulnérabilité. Réfléchissez à ceux-ci : L'auteur ou l'orateur qui partage ses propres luttes: Leur message résonne plus profondément car il fait écho à l'expérience humaine universelle qui le sous-tend. Le leader qui admet une erreur: Cela ne diminue pas son autorité; cela renforce la confiance car il est perçu comme authentique et accessible.

L'ami qui a besoin d'aide: En vous confiant leur besoin, ils vous invitent à vous montrer présent et à les soutenir, ce qui renforce le lien. L'artiste qui crée une œuvre très personnelle: Même si elle ne parle pas à tout le monde, ceux qui la comprennent sont touchés par sa volonté d'expression totalement honnête.

Rappelez-vous que c'est un processus, pas un objectif. La vulnérabilité est un cheminement de toute une vie. Parfois, vous réussirez, parfois vous retomberez dans de vieux schémas. La clé est d'être bienveillant envers soi-même. Sachez que l'honnêteté envers soi-même demande du courage et appréciez chaque pas en avant. Soyez prudent: La sagesse est essentielle.

Bien que la vulnérabilité soit une grande force, il est important d'être avisé. Gardez à l'esprit ces éléments : Vulnérabilité n'est pas synonyme de partage excessif. Ne vous sentez pas obligé de tout révéler à tout le monde. Fixez des limites pour protéger votre propre santé mentale. Reconnaître ses torts n'est pas une absolution.

Assumer ses erreurs est courageux, mais cela ne vous dispense pas de réparer les dégâts lorsque nécessaire. La vulnérabilité n'est pas pour tout le monde. Protégez-vous si quelqu'un abuse de votre confiance ou l'utilise contre vous de manière répétée. La vulnérabilité n'est pas de la faiblesse; cela demande de la force.

Réflexions finales Dans un monde qui nous pousse à être durs et à cacher nos imperfections, s'ouvrir sur nos faiblesses est un acte radical. Il faut du courage pour montrer au monde la personne belle, complexe et imparfaite que vous êtes. Pourtant, c'est précisément cela qui mène à la plus profonde croissance, aux relations les plus solides et à une vie véritablement

épanouissante. Laissez votre vulnérabilité vous guider. Vous ne savez jamais où elle vous mènera.

Chapitre 13 : Votre Style Charismatique (Trouver Vos Forces Uniques et les Exprimer)

Tout le monde ne possède pas le même niveau de charisme. Il existe des traits communs aux personnes charismatiques, mais votre vrai charisme brille le plus lorsqu'il est le reflet authentique de qui vous êtes. Ce chapitre est consacré à la découverte de votre mélange unique de compétences, à la communication avec confiance et à la création d'une présence qui attire les gens vers vous.

En quoi consiste le style charismatique ?

Voici ce que nous entendons par "style charismatique" : C'est une question de VOUS. Avoir une forte conscience de soi est la première étape. Pour avoir une présence charismatique, vous devez connaître vos croyances, vos passions et vos forces. C'est votre façon de communiquer. L'énergie que vous dégagez, votre façon de parler, d'écouter et de vous présenter. C'est l'impression que vous laissez aux autres. Les gens se sentent-ils mieux, compris ou émus en votre présence ? Cet effet durable est l'essence même du charisme.

Découvrir votre charme unique

Prenons un moment pour explorer ce qui vous rend si attrayant. Voici comment procéder : Vos meilleures qualités : Citez cinq à dix aspects de vous-même dont vous êtes le plus fier. Cela peut inclure l'humour, la gentillesse, l'intelligence, l'imagination, etc. Les moments où vous brillez : Pensez aux moments où vous vous sentiez pleinement vivant, enthousiaste et à votre place. Pourquoi étiez-vous là ? Avec qui étiez-vous ? Quelle était l'atmosphère ? Les commentaires des autres : À quelles occasions les gens vous ont-ils complimenté sur autre chose que vos compétences ou vos réalisations ? (par exemple, "Tu me mets à l'aise", "Tu es tellement passionné" ou même "Tu as une présence apaisante"). Maintenant, examinez vos réponses pour identifier les thèmes récurrents. C'est là que vos compétences charismatiques commencent à se manifester.

Différents types de styles charismatiques

Bien que chacun ait son propre style, voici quelques types courants pour vous aider à déterminer vos forces naturelles : Le Visionnaire : Ce sont des penseurs passionnés, qui voient les choses en grand et dont les idées pour l'avenir sont très inspirantes. Le Motivant : Ils enthousiasment les gens pour une cause et leur donnent un sentiment de bien-être. L'Empathique : Ils sont très sensibles aux émotions des autres et font en sorte que les autres se sentent vus et entendus, ce qui contribue à établir des relations solides. Le Conteur : Utilise la parole, l'écriture ou l'art pour tisser des histoires captivantes qui entraînent les gens dans leur monde. L'Ancre : Une présence calme et stable qui inspire confiance et rassure les autres, surtout en période de turbulences.

Vous pouvez vous identifier principalement à un type ou à plusieurs. L'objectif n'est pas de vous limiter, mais de comprendre l'origine de votre charisme.

Renforcer votre présence charismatique

Maintenant que vous connaissez vos forces, transformons-les en compétences utilisables pour améliorer vos relations : Mettez en valeur vos compétences. Si vous êtes naturellement drôle, n'hésitez pas à montrer votre humour. Concentrez-vous sur une écoute attentive si vous êtes un apprenant profond. Soyez conscient de vous-même. Observez votre posture.

Votre langage corporel est-il ouvert (bon contact visuel, posture détendue) ou défensif (bras croisés, agitation) ? Prenez soin de votre santé. Pour être inspirant, vous devez montrer un véritable enthousiasme pour ce que vous dites. Prenez soin de votre santé physique et mentale pour refléter votre vitalité. Développez une écoute active. Le charisme ne consiste pas à être le centre d'attention. Posez des questions profondes, montrez votre intérêt pour les autres et donnez-leur l'occasion d'être entendus. Améliorez votre narration.

Chacun a une histoire à raconter. Entraînez-vous à raconter la vôtre de manière à captiver l'auditoire, à susciter des émotions et à laisser une empreinte durable. Améliorez votre communication verbale. Une diction claire, un bon vocabulaire et un débit adapté assureront la compréhension et l'intérêt de votre auditoire.

Mettre le Charisme en Action :

Situations Variées Votre personnalité charmante vous mettra en valeur dans n'importe quel contexte. Voici comment la faire briller dans différentes situations :

Parler en public: Débordez d'énergie, utilisez un langage imagé, racontez des histoires percutantes et faites ressentir vos paroles.

Événements de networking: Concentrez-vous sur l'instant présent et sur la création de relations authentiques. Posez des questions pertinentes et cherchez des points communs.

Conversations individuelles: Entraînez-vous à l'écoute active, offrez des compliments sincères et cherchez des moyens de les aider.

Au travail: Partagez vos idées avec enthousiasme, collaborez et reconnaissez les réussites des autres. C'est ainsi que vous devenez influent.

En ligne: Même virtuellement, votre charisme peut rayonner. Utilisez des mots bienveillants, répondez rapidement et projetez une énergie positive.

Réveiller Votre Charisme Certains obstacles intérieurs peuvent vous empêcher de vous exprimer pleinement, même avec les meilleures intentions :

Sentiment d'imposture: La peur constante de ne pas être à la hauteur ou d'être "démasqué." Rappelez-vous vos compétences et vos succès passés.

Crainte du jugement: La peur d'être rejeté ou ridiculisé. Souvenez-vous que vous ne plairez pas à tout le monde, et c'est normal. Concentrez-vous sur ceux qui vous apprécient.

Perfectionnisme: Des attentes irréalistes vous empêchent d'être authentique. Laissez place à la spontanéité et acceptez les petites erreurs.

Comparaison aux autres: Cela mine votre confiance en votre charme unique. Visez à être la meilleure version de vous-même plutôt que d'essayer d'être quelqu'un d'autre.

L'État d'Esprit Charismatique Développer votre style attrayant repose autant sur votre état d'esprit que sur vos actions. Cultivez ces attitudes :

Mentalité d'abondance: Croyez que le succès et les relations sont accessibles à tous. Cela vous libère pour aider les autres, ce qui est très attrayant.

Mentalité de croissance: Considérez chaque échange comme une opportunité d'apprendre. Cela vous rend ouvert et curieux, ce qui attire les autres.

Auto-compassion: Soyez indulgent envers vous-même lorsque vous faites des erreurs. Le charisme n'est pas la perfection, mais la capacité à créer des liens authentiques.

Volonté d'aider: "Comment puis-je améliorer, même un peu, la vie de cette personne ?" Ce changement de perspective diffuse automatiquement une énergie positive.

Charme et Éthique Il est essentiel d'utiliser votre charisme avec bienveillance ! C'est là qu'intervient l'éthique :

Authenticité: Ne vous efforcez pas de plaire en étant quelqu'un que vous n'êtes pas. Votre véritable personnalité est votre plus bel atout.

Inclusion: Quel que soit leur parcours, utilisez votre charisme pour que chacun se sente valorisé et reconnu.

Non-manipulation: Un charisme sincère est puissant ; tenter d'utiliser les autres à des fins personnelles se retournera contre vous.

Élévation: Les vrais leaders utilisent leur charisme pour fédérer les gens autour d'une cause noble et rendre le monde meilleur.

Le Charisme, un Voyage de Vie Votre style attrayant évoluera tout au long de votre vie. Comme toute compétence, il se développe avec la pratique. Comment continuer à progresser :

Sollicitez des retours: Demandez à des amis ou collègues de confiance de vous donner un avis honnête sur votre comportement dans différentes situations.

Inspirez-vous d'exemples: Quelles personnalités admirez-vous ? Observez ce qui les rend attrayantes et adaptez-le à votre manière.

Sortez de votre zone de confort: Relevez des défis qui vous effraient, comme parler en public ou animer un groupe. C'est là que réside une immense croissance.

Soyez patient: Ne vous attendez pas à des transformations instantanées. Prenez le temps de découvrir et de partager votre moi charismatique.

Réflexions Finales

Chaque individu possède une étincelle qui, lorsqu'elle est libérée, le rend irrésistible. Il est temps de laisser votre charisme s'exprimer. En vous concentrant sur des connexions authentiques, en embrassant vos talents et en surmontant vos obstacles personnels, vous créerez une présence qui attirera les autres et vous permettra de contribuer positivement au monde.

Chapitre 14: Charisma à l'ère numérique (Construire une présence en ligne positive, Communication vidéo)

Le monde numérique a changé notre façon de communiquer, vous offrant de nouvelles façons passionnantes de construire une présence en ligne attrayante qui vous aidera à atteindre plus de personnes. Cependant, comment apporter l'esprit du charisme aux écrans et aux flux des médias sociaux? Vous apprendrez comment créer une personnalité numérique captivante et comment communiquer efficacement par chat vidéo dans cette partie.

Découvrir qui vous êtes en ligne

Votre identité en ligne est une extension de qui vous êtes dans la vie réelle. Voici quelques éléments à considérer pour la rendre puissante:

Définissez votre objectif: Que voulez-vous retirer de votre présence en ligne? Créer des liens, partager vos connaissances, construire une marque ou lancer une communauté?

Identifiez votre public cible: Qui voulez-vous atteindre et avec qui souhaitez-vous vous connecter? Adaptez votre style d'écriture et de communication à leurs besoins.

Choisissez judicieusement vos plateformes: Chaque plateforme de médias sociaux a sa propre atmosphère. Concentrez-vous sur celles qui vous aident à atteindre vos objectifs et qui correspondent à l'endroit où se trouve votre public.

Maintenez la cohérence: Vos abonnés auront une expérience cohérente avec votre marque grâce aux visuels, au style que vous utilisez et à la fréquence de vos publications.

Construire une présence en ligne positive et engageante

Maintenant, mettons votre profil en ligne à votre service:

Privilégiez la qualité à la quantité: Concentrez-vous sur la publication de contenu utile et intéressant plutôt que sur le simple fait d'être constamment visible.

Laissez transparaître votre personnalité: Laissez vos intérêts, votre sens de l'humour et votre point de vue unique s'exprimer en ligne.

Soyez authentique: N'essayez pas de présenter une image fausse ou trop soignée. Les gens se connectent davantage avec les personnes réelles.

Apportez de la valeur: Partagez des outils, des conseils ou des idées utiles qui sont pertinents pour votre public cible.

Créez une communauté: Interagissez avec vos abonnés. Répondez aux questions, participez aux discussions et répondez aux commentaires.

Collaborez: Les partenariats avec d'autres personnes de votre domaine vous aident à toucher un public plus large et démontrent votre capacité à travailler en équipe.

Assumez vos erreurs: Si vous commettez une erreur en ligne, il est important de l'admettre et de vous excuser.

Maîtriser la communication par vidéo Avec la généralisation des visioconférences et des présentations en ligne, il est essentiel de maîtriser ce média pour une présence en ligne charismatique. Comment briller à l'écran:

Configuration technique: Un bon éclairage (idéalement devant vous), un arrière-plan propre et un son clair sont cruciaux.

Langage corporel: Tenez-vous droit, faites des gestes ouverts et regardez la caméra, pas seulement votre propre image à l'écran!

Enthousiasme et énergie: Comme lors d'une conversation en personne, laissez votre voix et votre langage corporel exprimer votre passion et votre excitation pour le sujet.

Structure du contenu: Même pour des conversations informelles, une structure claire avec un début, un milieu et une fin est utile. Cela maintient l'attention du public.

Visuels: Lorsque cela est pertinent, utilisez des diapositives ou le partage d'écran pour ajouter un intérêt visuel et renforcer vos points.

Entraînement et amélioration: Enregistrez-vous à l'avance pour identifier les points à améliorer et demandez à un ami de confiance de vous donner son avis.

Charme dans certains milieux en ligne Il existe différentes façons d'être attrayant en ligne, alors décomposons-les :

Internet : Posts : Pour inciter les gens à s'engager, utilisez un ton conversationnel, soyez visuellement intéressant et posez des questions.

Histoires : Montrez ce qui se passe dans les coulisses, soyez spontané et utilisez les outils qui permettent aux gens de se connecter (questions, sondages, etc.). La vidéo en direct montre que vous êtes réel, permet aux gens d'interagir avec vous en temps réel et fonctionne très bien pour les questions-réponses.

Blogs et sites Web : Bonne page "À propos" : met en valeur votre personnalité et raconte votre histoire de manière intéressante. Un bon matériel montre que vous savez de quoi vous parlez et donne aux lecteurs quelque chose de valeur. Envie de faire des choses : Dites aux gens ce que vous voulez qu'ils fassent ensuite (comme suivre, rejoindre, etc.).

Webinaires et présentations en ligne : Une bonne narration : permet de garder les gens intéressés même par des choses qui pourraient être ennuyeuses. Impliquez les gens : pour briser le style de présentation, utilisez des sondages, des quiz ou des séances en petits groupes.

Livraison en toute confiance : entraînez-vous à l'avance pour utiliser moins de mots de remplissage (comme « euh » et « j'aime »), parlez clairement et modifiez votre vitesse.

Avertissements et considérations morales

Même si Internet présente de nombreux avantages, n'oublions pas d'être intelligents quant à la manière dont nous utilisons notre charme en ligne : N'utilisez pas de "humblebrags" : Se vanter subtilement de vos réalisations peut amener les gens à ne pas vous aimer, car cela semble faux.

Trop partager n'est pas professionnel : gardez vos informations personnelles près de votre poitrine lorsque vous êtes avec vos amis et votre famille. Lorsque vous êtes au travail, vous devez vous concentrer sur votre image professionnelle.

Commentaires négatifs et trolls : n'y répondez pas. Lorsque vous en avez besoin, utilisez les outils d'arrêt ou de signalement. La santé numérique est importante : fixez des limites et faites des pauses pour ne pas être « activé » en permanence.

Éviter le stress et garder l'esprit clair sont deux avantages de cette méthode.

Charisme en dehors du cinéma Construire un profil en ligne solide est important, mais n'oubliez pas que le véritable objectif du charisme numérique est de rencontrer des gens dans la vraie vie.

Voici comment effectuer le changement : Soyez facile à trouver : aidez les gens à vous trouver lorsqu'ils ne sont pas sur leurs flux. Ajoutez des liens vers votre site Web, vos comptes et les moyens de vous contacter.

Créez des relations en ligne qui se produisent dans la vraie vie : lorsque cela est logique, invitez vos abonnés à prendre un café, participez à des événements de réseautage ou planifiez des projets sur lesquels vous pouvez travailler ensemble.

N'oubliez pas les compétences de base en réseautage : être capable d'avoir des discussions animées et de se faire des amis en personne rend le charisme en ligne encore plus fort.

Amenez la personne que vous êtes en ligne dans le monde réel : soyez fidèle à vos croyances, à vos intérêts et à votre façon de parler aux gens, à l'écran comme à l'extérieur.

Comment utiliser votre charmante présence en ligne pour de bon
Quelle que soit votre taille, vous avez une scène. Voici comment utiliser

votre pouvoir en ligne de manière positive et morale : Aidez les choses qui comptent pour vous : faites connaître les collectes de fonds et utilisez votre voix pour soutenir des causes qui vous tiennent à cœur.

Soutenez la voix des autres : utilisez votre scène pour montrer différents points de vue, promouvoir le travail des autres et contribuer à faire d'Internet un lieu plus accueillant pour tous.

Diffusez de bonnes vibrations : un contenu positif, la gentillesse et la volonté de trouver des solutions aux problèmes peuvent aider à combattre la négativité.

Montrez aux autres comment se comporter de manière responsable en ligne : traitez les gens avec respect lors de discussions en ligne, ne diffusez pas de fausses informations et montrez que vous êtes mature sur le plan numérique.

La clé du charisme en ligne est l'amélioration constante. Le monde de l'informatique évolue très rapidement. Pour garder votre profil en ligne intéressant, soyez flexible et ouvert à l'apprentissage de nouvelles choses en permanence : Suivez les dernières tendances : découvrez les nouveaux sites, les nouveaux outils et comment les gens modifient leur façon de communiquer en ligne.

Demandez des commentaires : demandez souvent à votre public quels types d'informations ils aiment et apprécient de votre part. Améliorez-vous dans les choses : dépensez de l'argent dans des ateliers ou des cours pour vous améliorer en écriture, en réalisation de vidéos ou en marketing en ligne.

Obtenez des idées d'autres personnes : regardez les personnes qui ont une forte présence en ligne dans votre créneau et déterminez ce qui les rend formidables.

Réflexions pour terminer L'ère numérique vous offre la possibilité de partager votre message unique et de rencontrer plus de personnes que jamais auparavant.

Vous pouvez démarrer une réaction en chaîne d'inspiration, de collaboration et de changement positif en construisant votre charisme en ligne avec détermination, sincérité et un réel désir de vous connecter.

N'oubliez pas que le vrai charme vient de l'intérieur, que vous soyez en ligne ou non. Cela vient d'avoir une raison de vivre, de vouloir se connecter avec les autres et d'être prêt à être le meilleur de vous-même, défauts et tout.

Profitez du voyage, restez fidèle à vous-même et laissez votre charisme numérique vous montrer le chemin.

Conclusion : Un voyage, pas une destination

Nous avons fait un voyage passionnant à travers ce livre en explorant les multiples facettes du charisme. Vous avez maintenant une meilleure compréhension de ses composantes, des défis que nous rencontrons et des stratégies efficaces pour créer votre propre marque unique de présence engageante. Cependant, ce n'est pas une destination, c'est simplement le début d'un voyage qui durera toute une vie.

L'évolution du charisme au fil du temps

L'une des choses les plus importantes à savoir sur le charisme est qu'il est en constante évolution. Qui êtes-vous maintenant ? Cette personne sera différente dans un an, cinq ans ou dix ans. Vos expériences, les défis que vous avez relevés, les personnes que vous avez rencontrées et vos aspirations continueront de façonner qui vous êtes et comment vous interagissez avec le monde.

L'évolution du charisme est une chose magnifique. Cela signifie que vos relations avec les autres peuvent toujours s'améliorer, se développer et s'approfondir. De plus, cela rend le voyage intéressant. À chaque nouvelle étape de la vie, vous aurez l'opportunité de redécouvrir vos talents, d'adapter votre style et de devenir une source d'inspiration encore plus grande.

Vos outils pour le charisme

Revoyons quelques-unes des compétences de charisme les plus précieuses que vous avez acquises dans ce livre :

La conscience de soi : Connaître vos forces, vos faiblesses, vos déclencheurs et la façon dont vous êtes perçu par les autres constitue une base solide.

La gestion de votre présence et de votre énergie : Apprendre à être confiant, à répandre la joie et à adapter votre énergie à la situation est essentiel.

La communication interpersonnelle : Pour établir des liens solides avec les autres, vous devez être capable d'écouter attentivement, de parler clairement et d'utiliser des histoires pour captiver l'attention.

La gestion du rejet et de la critique : Reconnaître que ces choses se produiront au cours de votre croissance et apprendre à les gérer avec grâce vous rend plus résilient.

L'acceptation de la vulnérabilité : Avoir le courage d'être vous-même, d'admettre vos imperfections et de demander de l'aide vous rend très accessible et renforce la confiance.

Le style charismatique : Découvrir vos talents uniques et les partager sans hésitation attire les bonnes personnes dans votre vie.

Le charisme numérique : Construire une présence en ligne solide et maîtriser la communication vidéo vous permet d'atteindre un public plus large et d'avoir un impact plus important.

Utilisés avec intention et dans une optique d'amélioration continue, ces outils seront vos fidèles compagnons tout au long de votre voyage à travers les terrains passionnants et parfois imprévisibles de la vie.

Retour sur les obstacles

N'oubliez pas qu'il y aura certainement des défis et des faux pas en cours de route.

Cependant, vous avez un choix à faire à chaque fois : vous laisseront-ils vous arrêter ou vous rendront-ils encore plus déterminé ?

Revoyons les obstacles les plus courants et comment les surmonter :

Le syndrome de l'imposteur : Il est important de combattre ces voix négatives intérieures en mettant en évidence vos réussites et en vous rappelant votre valeur unique.

La peur de l'échec : Cette peur devient moins intimidante lorsque vous pensez à l'impact que vous avez sur les autres et aux contributions positives que vous apportez.

Le perfectionnisme : Accepter les petites erreurs, abandonner le perfectionnisme et valoriser la croissance sont des moyens sains de lutter contre ce trait nuisible.

L'épuisement professionnel : Pour une énergie et un charisme durables, il est crucial de prendre soin de vous, de fixer des limites et de vous adonner à des activités en dehors du travail.

La liberté de choisir

Voici peut-être la leçon la plus importante que vous puissiez tirer sur le charisme : il s'agit essentiellement de choix. Vous décidez comment gérer les défis, comment traiter les autres et si vous continuez à travailler sur votre présence.

Lorsque vous faites des choix qui vous aident à devenir la version la plus authentique et la plus puissante de vous-même, votre charisme brillera naturellement.

L'Attractivité comme Votre Lumière Considérez le charme comme votre boussole intérieure qui vous guide vers les choses, les personnes et les opportunités qui correspondent le mieux à qui vous êtes et à ce que vous souhaitez offrir au monde. Il vous mènera vers des endroits où vous pouvez exceller, des personnes qui peuvent vous inspirer et des admirateurs avec qui vous vous connectez vraiment et que vous voulez aider.

Cependant, le charme peut également mettre en évidence de manière crue les choses ou les relations qui ne sont pas saines ou utiles. Parfois, la chose la plus attrayante à faire est de partir avec honneur et de faire place à quelque chose de mieux.

L'Effet d'Ondulation

Le travail que vous investissez dans le développement de votre charme est un cadeau pour vous et pour toutes les personnes que vous touchez. Lorsque vous assumez votre pouvoir avec confiance, que vous êtes vous-même et que vous aidez les autres, vous envoyez une énergie positive qui se propage largement.

Comment y parvenir : Des relations plus fortes : En interagissant avec les gens et en les traitant avec respect, des liens plus forts se formeront naturellement autour de vous.

Leadership inspiré : Votre charme incitera les gens à prendre des initiatives, à collaborer et à travailler vers un objectif commun, que ce soit au travail ou dans votre communauté. Influence amplifiée : Votre voix compte, et les gens seront plus ouverts à entendre ce que vous avez à dire.

Cela signifie que vous pouvez avoir un impact plus important. Force positive de changement : Votre charisme ne doit pas seulement servir à votre propre avancement, mais aussi à aider les autres et à changer le monde.

Les Avantages Extraordinaires du Charme

Développer votre charisme portera ses fruits bien au-delà de la simple célébrité superficielle. Rappelons-nous pourquoi nous entreprenons ce voyage : Plus de confiance en soi : Le charisme s'accompagne d'une forte confiance en vous-même qui vous incite à prendre des risques et à rebondir après des échecs. Des connexions qui comptent : La capacité à vous connecter avec les autres et à établir des relations solides vous propulsera dans votre vie personnelle et professionnelle.

Un bonheur plus profond : Une vie véritablement satisfaisante est celle où vous vivez selon vos valeurs, partagez vos passions et vous connectez avec des personnes qui sont touchées par votre énergie.

Une progression accélérée : Utilisé de manière positive, votre charisme peut certainement faciliter les choses et vous aider à atteindre vos objectifs plus rapidement que si vous étiez seul.

Un héritage durable : Votre charisme transforme la vie des gens et laisse un héritage d'inspiration, de gentillesse et de conseils qui perdure.

Votre Appel à l'Action

Ce livre n'est que le début de votre voyage vers le charisme. Maintenant, je vous invite à agir : Définissez votre intention : Quel changement souhaitez-vous apporter au monde ? Comment le charisme vous aidera-t-il à atteindre cet objectif ? Agissez quotidiennement : Des actions petites mais répétées, comme la pratique de l'écoute attentive, les compliments sincères ou le fait de sortir de votre zone de confort, peuvent améliorer votre charisme.

Suivez vos progrès : Tenez un journal pour suivre l'évolution de vos efforts. Notez les changements positifs dans votre comportement, votre état d'esprit et les réactions des autres.

Cherchez du soutien : Entourez-vous de mentors, d'amis ou d'un groupe de personnes également engagées dans la croissance personnelle. Partagez votre lumière : Au fur et à mesure que votre charisme grandit, utilisez-le pour élever les autres.

Partager votre lumière encore et encore est ce qui rend le monde véritablement vibrant et passionnant.

L'État d'Esprit de la Croissance Continue

Acceptez que le charisme est un voyage en constante évolution. À un moment donné, vous ne pourrez pas dire "Je suis arrivé !" et considérer la tâche accomplie.

Considérez chaque interaction et chaque opportunité comme une chance d'affiner votre capacité de connexion authentique et de redécouvrir sa joie. Le monde a besoin de votre charisme unique.

Il a besoin de votre voix, de vos conseils et de votre engagement indéfectible à le rendre meilleur par votre simple présence. Ce voyage en vaut la peine car il vous apportera une connaissance plus approfondie de vous-même, un bonheur profond et la possibilité de déclencher une réaction en chaîne qui durera bien au-delà de votre propre vie. Que votre charisme brille de mille feux !